瘋狂簡史

Madness

a Brief History

誰定義了瘋狂？

Roy Porter 羅伊・波特——著

巫毓荃——譯

目錄

新版譯序

自二〇〇四年《瘋狂簡史》中文版出版以來，轉眼已十幾年，事實上這本書已經絕版一段時間了。日前左岸文化編輯孫德齡小姐告知此書將重新出版，並且邀請我寫一篇文章，談談這十幾年來精神醫學與精神醫學史領域的最新進展。這是個令人振奮的消息。畢竟這本為一般閱讀大眾所寫的瘋狂史，篇幅雖小，其簡明優雅的述說，卻處處展現了羅伊・波特這位偉大學者對於瘋狂史的豐富學識與深刻洞見；書中各章主題，也為想要探索瘋狂史的讀者，提供了一個全面的架構。即使年代有些久遠，今日讀來卻仍深具啟發性，也依然能讓人感受歷史思維與歷史書寫的魅力。只是要我站在巨人肩膀上談這十幾年來精神醫學的發展，卻是個太過艱鉅的責任；又或許在瘋狂這個古老議題的漫長歷史中，這短短十幾年其實微不足道，其進展也並未超出羅伊・波特在本書後幾章中的分析與展望。事實上，對於此書中文版的再版，除了喜悅之外，我更感興趣的是出版社做此決定的考量。在商言商，這個決定是否意味與十幾年前相比，這本書的利基已經擴大了呢？瘋狂與瘋狂史是否已從一個小眾關心，成為一個更多人感興趣的問題？這些問題關乎這本書再版的銷售前景，而重新出版的決定，可能反映了這十幾年來一些饒富意義的變化。

＊＊＊

記得這本書中文版首次出版時，我剛從一所遺世獨立的療養院，轉至台北市中心一間綜合醫院工作。那時作為一位精神科醫師還經常被周遭親友戲謔：經常與瘋人相處，是否自己也會變得不正常？然而五年不到，在我轉投入醫學史領域之前，由精神科醫師這個工作所觸發的談話，已由嘲謔轉為同理，關心你每天承接那麼多病患的痛苦與壓力，自己究竟如何抒發調適。不同的對話，反映出一般對於精神疾病與精神科醫師的想像與理解，以及精神醫學與社會的關係，已在短時間內起了很大變化。假如說精神醫學是一門位於邊界且專長治理邊界的科學，今日這個邊界已經由社會邊陲以及個人自身之外，不斷內移而成為難以界定的模糊交境。或是引用羅伊．波特的話，一種以「全人口」為對象的新「社會精神醫學」已經在台灣生根發展，而擁有日益增加的影響力。

想想精神健康議題與廣義的精神醫學，已如何成為我們公共與私人生活的一部分。在社會的層次上，除了傳統醫療領域，藉由精神鑑定、犯罪加害者與受害者評估治療、遊民、藥害、自殺、災難、特教、殘障鑑定與過勞等議題，精神醫學持續地擴大介入司法、治安、教育、社會福利與勞動政策等領域，或至少某種精神科學思維，正讓這些領域的論述與實務發生實質轉變。在個人層次上，則有憂鬱、焦慮、失眠、成癮、過動、失智、人格違常等層出不窮的診斷，使精神疾病成為一類常態性疾病，而精神健全變為一個必須極度努力才能維持、近乎例外的狀態。不僅如此，在疾病範圍之外，從家庭中的親子、伴侶、手足關係，到學校職場的人際關係，再到個人的自我探索、自我調適與自我成長實現，對於精神衛生專家的指引與介入，也有著更高的需求與接受度。或許相較於某些西方國家，仍會有人覺得台灣精神醫學的發展不足。但今日台灣社會對於精神疾病與精神醫學的關心，以及對於頂著精神科醫師、心理醫師與各式各樣治療師頭銜的精神健康專家的興趣與熟悉感，已是十幾年前無法想像。求助或被認為需要接受精神醫療的人，也由精神不正常的例外，變為受傷、受苦或承擔壓力的一群。然而世人誰能不苦？對於更多人而言，精神醫學已不是一個關乎他者而是切身的問題。

與此同時，最尖端的精神醫學、心理學、神經科學與生物科學，這十幾年來仍繼續提出各種新發現與新學說，挑戰我們如何了解自己與他人以及我們的生命之道。一如既往地，這些新概念具有反直覺、反常識的特質，只是更為極端激進，甚至讓人感到荒謬幽默。在前一個世紀，精神分析等新動力精神醫學，曾以其幼兒性欲、童年創傷、多重人格與性學說等理論，在世紀初強烈衝擊當時的社會價值、道德感性以及人們的自我認識與記憶；各種精神治療法特別是精神藥理學的發展，也曾挑起對於壓迫、控制與洗腦的道德疑慮；而憂鬱焦慮等各種輕型精神疾病診斷範圍的擴大，則以疾病與醫療模式，挑戰一般對於不快樂與壓力的認知，而引發了關於醫療化的爭議。然而到了世紀交替之際，在很大程度上，這些概念已經成為人們自我認識的一部分，不再讓人驚訝或不安，甚至有些陳腐，透過各種實作的擴展，這些抽象概念也已經具體化於日常私人與社會生活之中。只是科學的進展伊於胡底，精神科學還是可以不斷挑戰我們常識與感性的底線。一貫以疾病模式看待異質行為、認知與情緒的精神醫學，繼續提出各種假設性的新疾病概念，或擴大既有概念的涵括範圍，以為更廣泛的醫療介入提供合理性。

於是，在不快樂的成人之後，對於好動不專心的小孩，執拗陰鬱封閉在自己世界的青少年，以及健忘沉浸於過往記憶的老人，我們必須繼續掙扎糾結是否要接受他們罹患精神疾病的解釋，以及是否讓他們接受醫療介入。秉持依症狀表象界定分類精神疾病的原則，美國精神醫學會《精神疾病診斷與統計手冊》第五版以「泛」或「光譜」

（spectrum）的概念，擴大了某些疾病的涵蓋範圍，甫出版立即引發許多爭議。值得注意的是，除了一貫對於過度診斷或醫療化的質疑之外，立於發展尖端的生物精神醫學，也從科學角度，對於已通行三、四十年基於症狀診斷分類的原則發出反對聲音。然而，自視為客觀自然科學的生物精神醫學與神經科學，自新世紀快速發展以來，也未能免於爭議。無論是五顏六色帶有耀眼光芒的神經影像，精細繁複、色彩更為繽紛的基因或神經化學示意圖，或是巨量數字的統計表，以及從其歸納繪成一目瞭然的統計圖，一張張散發神祕氣息，甚至比傳統宗教象徵更能震攝人心的視覺圖像，樂觀地暗示科學即將揭露我們正常及病態行為的物質基礎。但是，當這樣物質化約主義的思維與技術進入社會與個人內在生活中，卻可能帶來許多預期之外的效應。於是，在前一個世紀的精神分析文化與百憂解文化之後，對於正在成形的神經文化與基因文化，也開始出現反思批判的聲音。

至於在實際治療手段方面，至少到目前為止，各種高調的科學發現與理論，並未帶來突破性的進展。但是以一種或許可形容為後現代混搭的風格，精神治療學也持續發展，挑戰我們對於治療的想像與理解。精神科醫師與治療師們從古至今、從西方到東方搜尋各種可用的治療方法，揮灑創意組合搭配出各式處方。例如，在身體治療上，雖然尚未研發出新的有效化學物質，致力豐富其處方集的精神科醫師，不但將注意力投向他們原本輕視的傳統草藥、方劑與食物領域，也擴展到大麻、安非他命、K他命等以前因其精神作用與成癮性質而被禁止或管制的所謂「麻藥」或「毒品」。此外，在前一個世紀引發人道爭議而被認為完全或部分棄用的精神手術及各種休克療法，近年來也被重新審視研究，期待能為停滯的身體治療發展帶來新契機。同樣心胸開放的態度也可見於心理治療領域。事實上，心理治療今日的最新發展在很大程度上已與心理學脫鉤，或只有名目的連結。

在個人心理治療上，一方面我們看到電腦化的認知行為心理治療，以人工智慧程式取代真人治療師為個案提供分析與建言，彷彿心理治療是一門客觀醫學，但事實上是出於成本考量；另一方面，則有許多歷史悠久且多源自宗教修行的傳統身心技術，例如呼吸法、內觀冥想、氣功、瑜伽等，被以各種形式及名稱整合進入主流心理治療。至於名目眾多的各種心靈體驗、成長與療癒團體，雖然多半有其自稱的心理學根據或獨創心理理論，但在形式上與內容上，卻往往與傳統宗教或社會儀式難以區分，而可以看出其靈感來源。如此混搭風的治療學，模糊了治療的定義，讓我們必須重新建立對於治療的理解與想像。它為治療師提供了豐富多元的治療手段，讓他們可以因應為各式各樣精神痛苦前來求助的個案，事實上，求助者也從此開放的治療策略中受惠。然而，折衷主義治療策略終究只是缺少神奇子彈的權宜，它凸顯了精神治療學缺乏突破性進展的窘境，也讓想在實證基礎上運用神祕體驗的精神醫學，在某些方面看來與有復興跡象的神祕主義與超驗玄學難以區分。

＊　＊　＊

儘管如此，精神醫學的影響力還是持續擴張，而在我們生活中扮演更多的角色。無論在台灣或是其他國家，這都引發了不少的質疑與批判，而且常是出於切身痛苦的抗議。更多人想從醫學與心理學之外的其他觀點，特別是社會學、人類學、哲學及歷史學等人文學觀點，理解精神疾病與精神醫學。近年來，台灣見到不少相關書籍的翻譯出版，這應該也是出版社在十幾年後再版《瘋狂簡史》的背景。事實上，要批判精神醫學或精神科學並不困難，其對於疾病模式與物質化約主義的偏執、對於主觀經驗與環境因素的輕忽、將假設視為現實的魯莽、強制手段對於人權的侵害、不自知的控制規範心態、對於精神藥物的依賴與輕率使用、以及知識基礎與實作的巨大落差等，無一不是可以輕易攻擊的標的。作為批判的對象，精神醫學甚至有些過於便利廉價，而使批判失去深度與力道。問題是，何以進展明明極為有限的精神醫學，可以高唱凱歌，一路挺進？顯然地，這與精神醫學專業追求提昇地位及影響力有關。

自十九世紀末以來，精神醫學一方面以其他專科為標竿，致力依據醫學模式特別是生物醫學模式將自己發展為一門真正的科學醫學專科，另一方面則跨越療養院高牆，多層次地介入社會與私人生活。無論出發點是專業、經濟利益或公義，精神醫學的自我期許與野心，推動著精神醫學的擴展。而以跨國藥廠為首，各方藉由精神醫學擴張謀利的團體，也是顯而易見的可能黑手。此外，在處理問題分子、維持社會安全、解決人民不滿痛苦以及提高人民幸福感受上，現代國家治理也在更多方面對於精神醫學有更深的倚賴，而以公權力及公共資源支持精神醫學的發展，並賦予精神醫學更多角色與更高的權威。因此，台灣精神醫學的擴展與民主化在時間上的重疊，也許並不只是一個巧合。現代政治體制中，國家權力的合法性許多來自科學治理與對國人福祉的照顧，這使其與聲稱照護心靈的精神醫學一拍即合。

然而，除了這些似乎懷有陰謀的特定力量，我們也不能忽視個人與社會對於精神醫學的需求。雖然有其局限性，精神醫學確實為某些造成困擾的疾病或現象提供解釋，也的確提出一些有效率且部分有效（雖然可能有副作用）的解決方法，改善了許多病患的精神痛苦。若不具有一定的有效性與使用者滿意度，精神醫學也不可能持續擴張。更重要的是，精神醫學的發展，並不是完全來自外部力量的蠱惑或強制，而是在社會文化內孕育形塑。對於精神醫學思維與精神醫療的接受與需求，有時只是不得已的選擇。在其他資源已經瓦解或尚不存在的情況下，精神醫學可能是唯一尚可接受的解決方案。但是更多時候，精神醫學與社會主流文化有著高度親近性，彼此提供養分相互纏繞蔓延，使精神醫學成為當代文化的一個重要縮影與表徵。無論是十九世紀末的中產階級文化，或是二十世紀下半葉的受害者文化、自戀文化與治療文化，都為精神醫學的擴展提供了適合環境，也讓精神醫學專業可以振振有詞地辯護他們是在解決既有問題，而非創造問題或需求。

同樣地，台灣近十幾年來精神醫學的快速普及，與其說是精神醫學專業及國家權力以強制或誘騙手段所進行的介入，還不如說精神醫學在當代社會文化中同時發現了多處適合其發展壯大的利基。面對尖銳的批判，精神醫學其實無所畏懼也自覺問心無愧：在現實環境中，對於現代人的憂鬱、焦慮及不滿，或是對於過動不專心的問題小孩以及衰退需人照護的長者，還有人能提出符合主流認知架構與價值，而又有效且具可行性的解決方案嗎？雖然這樣的自負之所以能夠維持，環境因素其實與精神醫學自身的努力同樣重要。

無論如何，對於越來越多人而言，精神醫學已不再是一門只關涉他者的科學或醫學，而是更切身、更迫切要求理解與採取立場的問題。即使不想捲入精神疾病是否真實存在或只是人為建構這樣無窮的玄學爭論，一些較細節、較實務性的問題，例如現行診斷標準與診斷方式是否過於武斷草率，藥物或五花八門的各種心理治療是否適當、有效及安全，照護精神病患的資源是否不足又應如何分配，以及精神醫學醫療模式與教育、司法及社福等傳統領域如何接軌等，已成為許多人每日生活中真實面對且必須作出決斷的疑問。以其獨特的自我觀點與自我技術，精神醫學原本就相當引人關注，只是現在更多人關心精神醫學，並非出於好奇或追求思辨樂趣與道德優越感，而是源於痛苦、徬徨、尋求拯救或是憤怒。批判或否定精神醫學並不困難，拒絕精神醫學卻是另一回事，其所引發的複雜心理與實際效應，若非擁有異常豐富的資源或是偏執者，並不容易承擔。

面對這樣必須採取立場的迫切性與兩難，了解瘋狂及精神醫學的歷史或許會有一些幫忙，雖然它所提供的協助，並不在於讓我們了解瘋狂的真相——事實上可能也不存在所謂的真相，也不在於揭開精神醫學的暗黑內幕或讓我們做出「正確」判斷。歷史可以給予我們的啟發，只是讓我們了解瘋狂問題的久遠與複雜性，以及現下處境的時代性。即使只看羅伊．波特這本小書的各章主題，從超自然到自然，從歌頌到貶抑，從監禁到解放，從心靈到身體，從主觀到客觀，一方面精神醫學有其一貫的堅持與盲點，另一方面我們不仍還是在同樣框架裡理解瘋狂這個古老問題與爭議嗎？這樣的領悟是否能夠讓我們暫時跳脫當下，在歷史中找到一個可以稍事喘息的立足之地，撫慰我們的焦慮？

巫毓荃
二〇一八年一月

導讀

瘋狂中的理性

王文基（國立陽明大學科技與社會研究所副教授）

啊！一半有理，一半不正經！瘋狂中有理性！

——莎士比亞，《李爾王》

「著作等身」一詞不足以形容羅伊．波特在醫療史、精神醫學史以及十八世紀社會思想史方面的成就。就精神醫學史的領域而言，他曾關切過的議題也相當多樣：道德治療、療養院史、神經衰弱、歇斯底里、對傅柯的瘋癲史之評價、瘋狂者的觀點、精神醫學史……等等。除了出版二十多本專書外，精力同見聞過人的波特亦曾主編上百件的出版品及若干專業刊物。這本於二〇〇二年年初波特去世幾個星期前甫問世、如今被譯成中文的《瘋狂簡史》，壓縮了他二十多年來的所見所得。在結構上，此書以主題的方式呈現，介紹西方歷史中的瘋狂與瘋狂者，由於將讀者群設定為非專業人士，在文字與內容上力求深入淺出。然而表面上看似淺顯且文雅的章節，不但表達出波特個人對瘋狂相關課題的興趣，也不著痕跡地回顧了當下學術界的研究成果，並且點出瘋狂史未來的研究導向。

要以極短的篇幅書寫西方兩千年來的瘋狂史必定有所取捨。拋開精神醫學家所代表的輝格進步史觀，以及反精神醫學運動者將精神疾病視為迷思這兩種主要取徑，波特主要關切的是三個主題：在歷史中，哪些人被認定為瘋狂？在當時的認知中，他們瘋狂的起因為何？而社會又是如何處置這些瘋狂的人？我們由此可以看出，波特感興趣的不是「是否」的問題：他並非想對過去言行偏差的人進行一種回溯性的診斷，以釐清瘋狂的本質；他也無意於單純排列出瘋狂者在歷史中遺留下的軌跡。他所在意的是「為何」以及「如何」的問題：認定誰是瘋狂的人始終是一種社會的行為，具有特殊的社會意涵，並且造成引人深慮的社會效應。

波特花了相當的功夫勾勒西方歷史中瘋狂者所扮演的不同面貌，或者被社會所賦予的不同身分。藉此，他不僅鋪陳了瘋狂的多樣性，也描繪出瘋狂者身處的社會各自具有的景象。許久以來，瘋狂與天才間只有一線之隔。狂亂的想像力激發藝術家創作的靈感。在中古時期與文藝復興時期，伊拉斯謨式的愚人或莎士比亞劇中的弄臣是唯一清醒的人，常有警語，揭露社會的紛擾與不義。在波特所熟稔的十八世紀，那些被拘禁在瘋人院、並且成為公開奇觀展示品的瘋狂者，其實點出喪失理智的是外在的世界。瘋人院裡的瘋子遠比外面正常的人更自由。而在世俗化、理性風潮高漲之後，瘋子與癲人昔日的放浪形骸又被化約成病理現象。人類文明的發展，以及隨之而來的科技醫藥進步，對波特而言不盡然具有正面的意義。社會始終區別出一些行為乖離的分子，強調這些分子的差異，以維持社會虛幻的整體性。而醫學經常不自省地參與這項將瘋狂者汙名化的計畫。換言之，此時的臨床診斷本身變成了一種重整社會次序的行為。

在這個意義上，對疾病所擁有的社會與文化價值提出個人看法的波特，與美國作家蘇珊．桑塔格的論調不同。在《疾病的隱喻》中，桑塔格從自己罹病的經驗出發，細數沉澱在疾病之上的眾多隱喻，包括結核病與癌症在內的患者或被強加、或自己欣然充任的身分。在其論述中，疾病甚至變成人格的一部分，成為界定個體性的區辨特質。藉由陳述這些對她而言不當、過多的象徵，桑塔格認為應該回到疾病本身。桑塔格強調，我們不可能完全脫離隱喻式的思考方式，但應當力圖跳脫一些令人窒息的隱喻。在桑塔格這個類似解魅的計畫中，醫學扮演重要的角色。明晰的醫學知識為我們揭露了真相，使得所有的象徵變得多餘。桑塔格這種反對詮釋、意圖還原事物透明性的做法，當然與波特藉由瘋狂者的認定與瘋狂者所受到的待遇來討論社會文化史的做法有所出入。波特主張瘋狂者的行為只有在其身處的社會才能理解；甚至，文明社會本身便是失常的始作俑者。因此，當社會在判定一個人究竟是否神智清明時，這個舉動本身便是可議的。根據同一個邏輯，作為技術官僚的醫師本身並不站在任何智識或道德的高處。

波特這個態度也出現在他對整個瘋狂世俗化過程的見解上。西方文化一直存在以超自然現象來理解瘋狂的做法，這個走向在基督教興起、並成為主流思想之後變得更為明顯。古希臘時期所推崇的理性與自然主義式的思考方式，現在被凡人對上帝的崇敬與虔信所取代。先知與女巫成為瘋狂的兩種極端面貌，一者因被聖靈充滿而受人景仰，另一者因與魔鬼私通而被宗教審判、公開處決。瘋狂的世俗化所帶來的結果也不盡然都是好的。正如痲瘋病患的位置在古典時期被非理性的人所取代（傅柯語），女巫的位置隨著自然主義思考模式的興起也被新的女巫——社會上的不良分子、遊民、乞丐等——所填補。在列舉精神醫學興起的過程及獲得的成就時，波特也不忘保持史家的距離，將醫學的發展放在歷史脈絡下省思，點出科學與醫學發展的盲點，以及社會對人類理性過於天真的期望。例如，皮內爾宣揚的道德治療促使社會對療養院抱持高度期望。療養院成為地上的樂園，啟蒙人道主義與進步精神的典範。但在精神醫學專業化的考量下，大量興建的精神療養機構卻造成了問題。精神醫學專業擴張的同時，無法擔負隨著病人人口增加而來的責任，療養院的功能從治療，變成收容、監管。當療養院成為處置瘋狂者的固定機構與方式，療養院的高牆成為「正常人」與「不正常的人」的分隔線。波特反覆用二十世紀中納粹德國處置精神病患與猶太人的做法為例，質疑單面向的思考方式。在一個成千上萬的精神病患被送進毒氣室的時代，我們應當對精神醫學所宣稱的成就與突破抱持更審慎的態度。雖然波特希望擱置精神醫學專業與反精神醫學運動之間數十年來的爭論，以社會文化史的角度討論瘋狂所具有的意義，但是其以歷史書寫表達對瘋狂者的人道關切這個面向，還是相當鮮明。

在醫學史與精神醫學史的研究領域中，波特最常給人的聯想，便是書寫另類的醫療史。除了關切身體與性意識的歷史之外，他最著名的是鼓吹從病患的觀點出發，讓病患自己發言。醫學成為獨立學門之後，常以現在的成就來認識自己的歷史，一再強調現代醫學知識與持續的技術突破、外科手術創新的英雄與先驅、擺脫先前民俗療法的陰影等等。這種醫學史的主角總是醫生，以及他們所發展出來的理論與技術。不過，波特指出，在人類的歷史中，許多時候病患求助的是家庭與社群的協助，或自力救濟。此外，醫療行為所牽涉的不僅是醫學理論與醫生的實際作為，還包括了病患，也就是治療關係的互動。當然，醫療行為除了與醫病兩造有關，更涉及了家庭、社群等複雜的社會網絡與成規。但在以醫生為主角的醫學史中，我們無法理解一般人如何看待健康與疾病，以及他們如何面對醫病關係。波特因此主張「把患者找回來」，以患者或病人的故事為主題，而不是一味地描述醫生提出什麼理論、做了什麼事、有什麼樣傑出的成就。波特所隸屬的新醫學史與文化家傳統，不再用現代的精神醫學分類範疇，或當前的主流文化價值去解讀瘋狂、發現它的內在邏輯，或深層的意涵；而是拉開距離，看歷史上的瘋狂者，他們的話語帶有什麼意義，這些瘋狂者如何面對、訴說、處理他們的處境、衝動、激情與記憶。波特試圖去看這些被社會所驅逐的人如何與社會權力的擁有者抗衡。瘋狂者的妄想、精神醫學的神話，以及社會的意識型態，共同織成一個有意義的網絡。波特的這種看法讓我們明白，瘋狂者的話語與行為並非僅由醫學論述與社會價值所決定，他們的言行也影響了他們身邊的人；或更正確地說，即便是瘋狂的人，他們的瘋狂也是時代的產物。瘋狂者所說的一切，醫生宣稱客觀的診斷與治療，必須放回他們所身處的社會與文化環境下方能理解。

在這個將絕大多數偏離常規、對社會造成實際與潛在危險的行為病理化的時代，波特用社會史的角度切入瘋狂的歷史毋寧是十分重要的。如同他反覆在歷史細節上質疑、不過也受教許多的傅柯一樣，波特認為瘋狂並非單純是一個醫學上的問題，只要醫生便可充分說明並處理。不過，在這個意義上，波特不是反醫學、反科學的，只是歷史書寫帶出的寬闊視野，以及文化和知識的廣度，或許讓他跳脫出短視的盲點，進而造成一些改變。就這點而言，波特成了他在自己的《啟蒙》（一九九〇）一書中所描述的啟蒙哲人：「筆或許不比劍有力，但啟蒙的文字的確成為危險的武器。以鵝毛筆當箭的那些人並非是專制君主前卑躬屈膝的傳聲筒，而是強盜，那些自此確保了『自由社會』知識無政府狀態的知識土匪。」

1

引言
Introduction

「想要定義一個人變成什麼樣才算是真的瘋了，你除了說他瘋了之外，還能說些什麼呢？」說這話的人是波隆尼爾，一如往常，他總是盡力讓自己的話語充滿機巧與智慧。莎士比亞的《哈姆雷特》裡這位蓄著灰色鬍鬚愛好賣弄學問的學究，這回可說到重點了：瘋狂不正是最神祕的事嗎？即使是精神醫學的專家，在這個他們專精的議題上，有時也會抱持令人震驚的看法。在薩斯的兩本書《精神疾病的神話》（一九六一）與《製造瘋狂》（一九七〇）中，這位紐約雪城大學精神醫學教授認為，並不存在「精神疾病」這樣的東西：它不是一個自然事實，而是一個人造的「神話」。他進一步解釋：

> 一般的看法將精神醫學定義為一種醫學專業，關注精神疾病的診斷與治療。我認為，這個仍被廣泛接受的定義，使得精神醫學淪為煉金術與占星術之流，被劃到偽科學的範疇。

為什麼會這樣？理由很簡單：因為「根本不存在『精神疾病』這樣的東西。」四十年來，薩斯教授一直宣揚這樣的看法。他認為精神疾病並不是一個科學可以闡明其本質的、真正的疾病；它只是精神科醫師為了自己專業發展而虛構出來的神話，而這個神話之所以得到社會認可，是因為它提供了處理社會問題成員簡單的方法。薩斯認為，幾個世紀以來，醫生與他們的支持者，一直都在進行一種「虛構瘋狂」的自私行為，他們在一些有害社會、古怪或是對社會構成威脅的人身上，貼上精神疾病的標籤。這種對汙名化的過度沉溺，不僅傾向器質性（organic）理論的精神科醫生有其責任，薩斯宣稱，佛洛伊德及其弟子們的責任也同樣不輕，因為他們發明的無意識（the Unconscious），為已死的心智形上學與靈魂神學注入了新的生命。

就薩斯的觀點，所有想在心靈或身體——更不用說是佛洛伊德的深層世界——找到精神疾病病因的期待，都是一種範疇錯誤，甚或是純然的惡意：「精神疾病」和「無意識」不過是一種隱喻，並使人產生誤解罷了。在具體化如此不嚴謹的概念時，精神科醫生或是天真地描繪出人的心靈，或是成為見不得人專業帝國主義的共謀，假裝自己是某些根本不存在事物的專家。因此，在制式的瘋狂與瘋狂史的研究方法中，充斥著許多不當的假設，以及錯提的問題。

薩斯並不是唯一抱持這種看法的人。巴黎思想史學者傅柯的《瘋癲與文明》同樣主張精神疾病不該被視為一種自然事實，而應被視為一種文化建構物，它的維持仰賴各種管理、醫學與精神醫學實作構成的網絡。因此，瘋狂史所要說明的，並不是疾病與治療的問題，而是自由與控制、知識與權力等問題。

大約在同一時期，英國兩位頗受敬重的精神科醫生，杭特與麥卡爾平，從不那麼激進卻同樣引起爭議的角度，指出精神醫學所陷入的困境：

> 甚至沒有一個客觀的方法，可以不用訴諸主觀詮釋而能描述或溝通臨床發現；沒有準確和統一的術語，可以讓所有人從中理解到同樣的訊息。因此，（我們的）診斷一直存在極大的分歧，使用的術語不斷地改變、持續地增加新的名詞，各種假說陸續被提出，而且被當作事實陳述。此外，病因理論都只是推測性的假設，病理機轉仍然渾沌不明，疾病分類大多以症狀為基礎，因而只是武斷的暫時性分類；身體性治療只以經驗為基礎，往往受限於當時的風潮，心理治療則仍在萌芽階段，易流於空想。

薩斯與傅柯的批判論述，顛覆了傳統進步式（「輝格式」）精神醫學史觀，把精神醫學史上的英雄，重塑為不懷好意的惡人。但是他們的論述也激起強烈的反駁。在《精神疾病的現實》（一九八六）中，劍橋大學精神科教授羅斯與克羅爾指出，從精神症狀在各個時代所顯現的穩定性我們可以知道，精神疾病絕對不只是一種標籤，或是一種尋找社會代罪羔羊的手段，而是一種真實的精神病理實體，有著真正的器質性基礎。

在精神醫學中，對於精神疾病的本質竟存在如此不同的歧見（它是真實存在的事物、社會成規，亦或只是幻象？），足見老波隆尼爾是如何睿智。循著這股智慧，以下簡短的歷史概論不會試圖定義什麼是真正的瘋狂，也不會臆測精神疾病的**本質**；只就瘋狂的**歷史**，做一個簡短、概略而不帶偏見的說明。然而，關於精神醫學的過去，如同它的科學地位一般，也一直存在激烈的爭辯。倫敦莫斯禮醫院精神醫學部主任路易斯在一篇評論傅柯著作的文章中寫道：

> 大致上，這個故事我們並不陌生。中世紀與文藝復興時期，法庭上的酷刑與謀殺，把妄想與癲狂視為惡魔附身的證據，把失智老婦人的胡言亂語視為一種巫術。十七、十八世紀，瘋人院中充滿了殘酷與淪喪的人性，鐵鏈與鞭子被拿來當作管理的工具。人道主義的努力終止了這樣的虐待行為。法國的皮內爾、義大利的齊奧魯奇及英國的圖克開啟一個慈善與醫療的時代，這為日後從理性、人道角

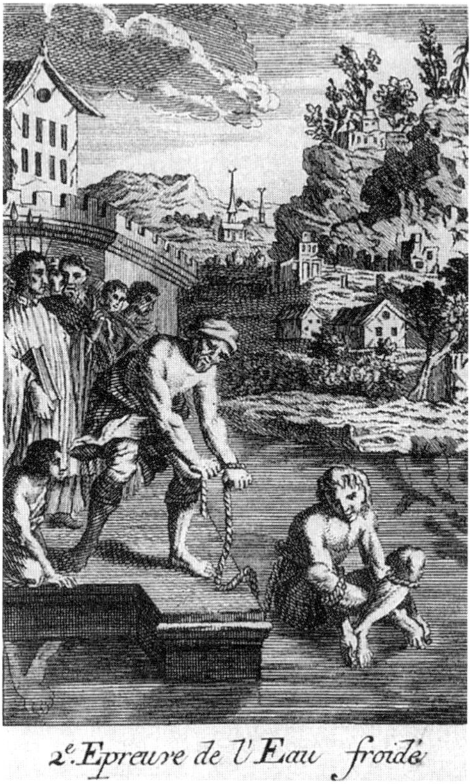

圖1｜這幅十七世紀法國版畫描繪出當時的冷水酷刑：一個遭繩索綁住的男人被浸到冷水中。強制浸沒到冷水中是「神裁法」的一種，常用在女巫身上：若她們浮起來即代表有罪，若沉下去則代表無辜；它同時也被認為是一種可以治療瘋狂的方法。

> 度來了解與控制精神疾病奠立基礎。十九世紀，瘋狂的病理被廣泛地研究，各式各樣的臨床類型被加以描述與分類，而瘋狂與身體疾病及精神神經症的關係，也逐步被發現。大學醫院開始進行各種治療，門診快速增加，社會因素的影響也受到越來越多的重視。在這個世紀結束時，在卡爾鮑姆、葛利辛格、科諾利、莫斯禮等先驅者的基礎上，克雷佩林、佛洛伊德、夏爾科、雅內等人的理論大放異彩。二十世紀，精神病理已被清楚地描述，心理治療的領域也持續擴張，獲得廣大的支持。此外，生理性治療方法有了革命性進展，精神病院的體制越來越開明。依據個人病情的不同，各種不同治療方法被整合在一個連續性治療流程中。這個流程並不僅限於醫院，而且延伸到一般社區。它從疾病發作開始，經過病情加重時期，以至最終的復健與社會安置期，為精神疾病提供持續而有系統的照護與醫療。

路易斯總結說：「這是一般對於精神醫學史的印象，一段進步與啟蒙的歷史……一個可信的故事。」

真是這樣嗎？在過去這一世代中，路易斯的概述所代表的精神醫學史觀已經遭到否定，許多關鍵性發展的詮釋也引發爭議：療養院的興起與衰微（「一個處理造成社會不便人物的方便場所？」）；強制監禁以及隨後「去監禁化」的政治動態；精神分析的起源、科學地位與治療主張（佛洛伊德是不是騙子？）；精神醫學專業的「善行」；許多爭議性治療方式的合法性，如陰蒂切除術、額葉切開術、電痙攣療法等；以及精神醫學在少數民族、女性、同志與其他「弱勢族群」的社會與性控制中，所扮演的角色。過去三十年來，精神醫學領域在上述甚或更多問題上，已爆發激烈且立場鮮明的爭論，至今沒有平息的跡象。以這些爭論為基礎，本書將評估路易斯的描述所代表的主流觀點具有多少可信度。

先說明本書各章的內容或許會對各位有點幫助。下一章將討論把瘋狂視為神靈或惡魔附身的歷史。在史前時期，這是個全世界盛行的觀點。隨後，美索不達米亞與埃及的醫學，以及希臘的神話與藝術，進一步體現了這類超自然信仰。接著，經過基督教教義的重述與認可，直至十八世紀，它仍是西方社會的流行看法，但也開始不斷受到醫學與科學的挑戰。

第三章將討論醫學的誕生，考察有關瘋狂的理性與自然主義思維的歷史。這些思想起源於希臘羅馬時期的哲學家與醫生，並整合至後來的西方醫學傳統中。同時，癡狂與愚行成為藝術與文學廣為運用的象徵，因此第四章將探討瘋狂的文化主題與意義。第五章則是探討瘋狂與社會的關係，考察社會將瘋人收容於公共機構背後的動機。這種機構化的現象在二十世紀中葉達到最高點，當時在美國有五十萬，英國則有十五萬左右的精神病人，被羈留在機構中。

十七世紀的「新科學」以新的身體、腦與疾病模式，取代了古希臘的理論：從這些新科學發展出來的早期精神醫學理論與治療方式，將是第六章的核心。第七章則將重點轉向精神醫學的主體：瘋人在想些什麼？感覺到什麼？對於自身經常被強迫接受的治療，他們有什麼樣的感受？

二十世紀常被稱為「精神醫學的世紀」，因此我將用一整章（第八章）討論這段時期的發展。尤其是這個世紀的一個重要創新——精神分析——的興起（與衰微？），以及手術與藥物治療的重大突破。在結語中，我將簡要評估，值此二十一世紀開端，精神醫學作為科學與醫療的地位：我們是否能從它多變的歷史中，獲得任何有關精神醫學的整體洞見呢？

顯然地，我忽略了許多內容。我完全沒有提到非西方文化對於瘋狂與精神醫學的概念，沒有處理與社會精神病理有關的問題（一開始究竟是什麼原因使人發瘋呢？），也未曾考察瘋狂在高級文化與大眾媒體的再現。在這樣一本小書中，我只能關注幾個核心問題：誰被認定為瘋子？被認為造成這種狀況的原因是什麼？以及，我們用哪些行動來治療與守護這群人？

2

神與惡魔

Gods and Demons

凡神欲毀滅者，神會先讓他們瘋狂。

——歐里庇得斯

起源

瘋狂的歷史或許與人類的歷史一樣久遠。考古學家曾挖掘出一些西元前五千年甚或更久以前的頭骨，上面有著用石器環鋸或鑽鑿出來的小圓孔。當時的人可能認為這些人被惡魔附身，因此鑿了這些孔，好讓惡魔離開。

在古老的宗教神話與英雄傳說中，瘋狂就已是常見的情節，常被視為一種命運或懲罰。《申命記》第六章第五節中寫道：「主將會懲罰他們，讓他們瘋狂」；舊約聖經談到許多被惡魔附身的人，還敘述上帝如何懲罰尼布甲尼撒，使他變得有如野獸般瘋狂。在荷馬的史詩中，陷入瘋狂的阿賈克斯妄想羊群是敵軍的士兵，因而殘忍地加以屠殺；這個場景正是塞萬提斯筆下唐吉軻德攻擊風車的前身。狂暴、悲痛、殺戮的欲望、自相殘殺的行為等，經常與瘋狂連結在一起。希羅多德敘述發瘋的波斯國王岡比

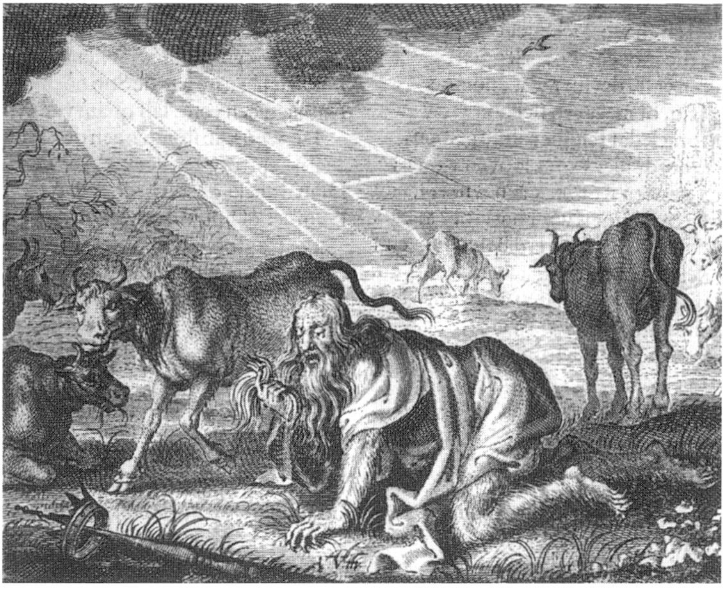

圖2｜舊約聖經記載，巴比倫國王尼布甲尼撒作了一個夢，但以理將其詮釋為瘋狂的預兆。後來，當尼布甲尼撒驕傲述說他如何建造那座美麗的宮殿時，上帝的聲音在他耳邊響起：「你將失去你的王國。」於是尼布甲尼撒就如夢中一樣瘋了。

西斯嘲弄宗教的情節——除了瘋子，誰會侮辱神祇呢？

情感、言語與行為的混亂，通常被歸因於超自然的力量。印度教有一個特別的惡魔「加羅希」（控制心靈的惡魔），被認為是造成癲癇抽搐的元兇；此外，在印度，妖犬也被認為會攝人心魄。（犬科屬性經常與瘋狂連結在一起，比如民間廣泛流傳有關狼人（變狼妄想，或狼癲）的傳說，瘋狂的人會在月夜於墳場徘徊，並對著月亮嚎叫；或是以「黑狗」來表示憂鬱。）

巴比倫與美索不達米亞文化認為某些疾病是靈魂附體、巫術、魔力、邪眼，或是違反禁忌所造成；被附身既是一種審判，也是一種懲罰。一份大約西元前六百五十年的亞述人文件，則將一些明顯是癲癇的症狀歸因於惡魔：

> 如果被附身時是坐著的，他的左眼偏向一旁，嘴唇噘起，口水流下，左半側的身軀與手腳如同被宰殺的綿羊一樣抽搐，這就是migru。如果這時他的心智清楚，就能驅走惡魔；反之，如果他的心智不是那麼清醒，惡魔就無法被驅走。

我們可以從神話與史詩了解早期希臘人的想法。後來的醫學與哲學所呈現的理性與意志等能力，並未出現在這些早期文獻中；它們的英雄不曾擁有如同索福克勒斯筆下的伊底帕斯那般的心理（psyche），更不用說是莎士比亞或佛洛伊德筆下的複雜面貌。數百年後，在蘇格拉底對話錄中擁有自我關照與自覺能力的人物，未曾出現在荷馬史詩中；事實上，荷馬的《伊利亞德》中甚至不曾出現代表「人稱」（person）或是「自己」（oneself）的字眼。無論正常或不正常，人的生活與行為都受到外在超自然力量的宰制，因而被迫陷入狂怒、痛苦，或是被仇恨煎熬的瘋狂狀態中。《伊利亞德》的主角只不過是傀儡，他們受到自身無法控制的可怕力量所宰制，如神祇、惡魔和復仇女神等，這些力量降下懲罰、復仇與破壞：主角的命運大半取決於天意，有時這些天意會藉由夢境、神諭和占卜揭示出來。內在生活，以及良心與選擇的痛苦兩難，都還不具有決定性的力量，我們看到的多不是英雄的沉思，而是他們的具體作為。

然而到了雅典黃金時代，較接近現代模式的心靈圖像逐漸出現。西元前第五與第四世紀發展出來的，關於心理的思考，成為西方心靈與瘋狂主流論述的原型。當佛洛伊德稱幼年期的心性衝突（psycho-sexual conflicts）為「伊底帕斯情結」，以表彰索福克勒斯戲劇中所呈現的深刻心理衝突時，即已默認這樣的淵源。事實上，希臘戲劇中有關心靈的看法的確兼容了傳統與較晚近的模式。

埃斯庫羅斯、索福克勒斯與歐里庇得斯的戲劇，生動地呈現了某些駭人的根本衝突：英雄或淪為神祇的玩物，或無法擺脫命定的厄運，因而深陷痛苦深淵；愛與榮譽，責任與欲望，個人、家族與國家等等痛苦的選擇。有時瘋狂成為無可避免的結果：他們失去理智，陷入狂暴情緒，完全無法自制，就如美狄亞殺死自己小孩時一樣。然而與荷馬筆下的英雄不同，這些悲劇主人翁是有意識的主體，他們會內省，承受責任感的驅使與罪惡感的折磨；他們痛苦而矛盾的心靈透露出內心的衝突，而在戲劇中經常藉由副歌唱出這種左右為難的心境。悲劇的破壞力量，不再只是來自外在的命運、驕傲的神祇，或充滿惡意的怨靈。厄運也是自己造成的：英雄的傲慢，英雄的野心與自尊，緊隨著羞恥、悲傷與罪惡感；他們撕裂自己，使自己陷入瘋狂之中（咎由自取）：心靈的內在戰爭，成為人類特有的共同特質。

戲劇也提供了解決的方法，或我們可以說，戲劇本身就是一種「治療」的方式。當然，違反規範可能就是會被處以死刑。但是就如伊底帕斯一般，痛苦是通往更高智慧的途徑；失明使他獲得洞見，而戲劇的公開演出也提供了集體宣洩的機會（淨化心靈）。莎士比亞筆下的李爾王也有類似的遭遇：他從茫然自失、瘋狂，最終對自己有了更深刻的認識。

古代典型的超自然信仰也受到希臘醫學的挑戰與質疑。如先前所提到的，傳統上認為，超自然力量是造成癲癇發作的原因，神靈與惡魔在與這類「神聖疾病」（sacred disease）患者的搏鬥中，征服他們的身體與心靈。因此，這類疾病必須藉由祈禱、咒語，以及奉獻給痊癒之神阿斯克勒庇俄斯的祭禮來治療。

有一篇名為〈論神聖疾病〉的文章對此提出反對的意見。這篇文章的作者，是被稱為「希臘醫學之父」的希波克拉底（約西元前四六〇～三五七）的追隨者，他無法在這類疾病中找到任何超自然現象的證據，故認為癲癇只不過是一種腦部疾病：

> 對我而言，這個疾病並不比其他疾病神聖，同樣源於某種自然原因。由於它的表現與其他疾病不同，人們的無知與疑惑，使他們認為這個疾病的本質與原因具有神聖的特質。

這位希波克拉底的追隨者，嘲諷似地列出當時被認為會引起各類癲癇發作的神祇。如果患者表現出山羊一般的行為，或是磨牙，或是身體右側抽搐，元兇就是眾神之母赫拉；如果患者踢腿並口吐白沫，就是受到阿瑞斯的影響；諸如此類。若只因癲

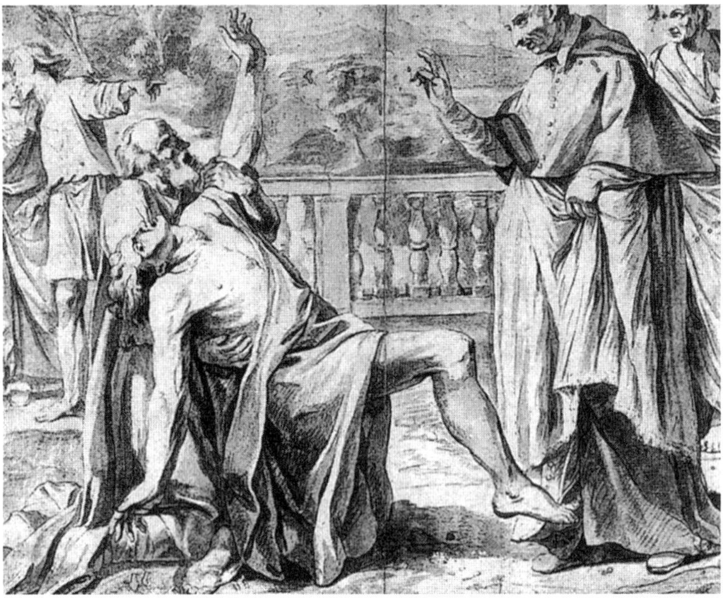

圖3｜十七世紀，一個癲癇患者被強帶到神父面前，請求神父為他祈福。長久以來，人們認為癲癇是受到超自然力量的影響，因此會到教堂尋求治療。

癇奇特的症狀，就認為這個疾病具有神聖的性質，那這種指病為聖的事肯定會沒完沒了。以癲癇為例，希波克拉底醫學以自然主義的方式解釋瘋狂，將它從神祇的領域帶回塵世。在下一章中，我們將會探討它所發展出來的解釋理論。

基督教的瘋狂

西元三一三年，羅馬帝國的君士坦丁大帝首先提倡信奉基督教。接下來幾個世紀，教會的勝利以及入侵蠻族的皈依，使瘋狂的超自然思維成為一個被正式認可的概念。不同於希臘哲學，基督教不認為理性是人類的本質：重要的是罪、神意、愛，以及信徒的虔誠（*credo quia absurdum*，「因為荒謬，所以我信仰」）。此外，那些布道中宣揚的、有關罪與救贖的末世啟示，充斥著另一個世界的神靈與惡魔——上帝、天使、聖徒、亡靈、撒旦以及祂的手下；民間傳說中無所不在的妖魔鬼怪，也都在基督教的超自然主義中得到部分的認可。（傳統社會的民間信仰常認為某些疾病是由超自然力量所造成，因此需要使用巫術治療，例如用磨碎的人頭骨來治療癲癇。）

在基督教神學中，聖靈為了占領人的靈魂而與撒旦交戰，這種「心靈戰爭」

（psychomachy）的徵象，可能包括絕望、痛苦與其他心靈不安的症狀。教會還認可一種神聖的瘋狂，這是以「十字架瘋狂」（對於耶穌受難的憤慨）為原型，聖徒與預言者出神狂迷時所說的那些啟示，就是其表現之一。此外，聖潔純真的人、先知、苦行者和預言者，也可能陷入某種「善的瘋狂」（a good madness）的狀態。但精神錯亂還是較常被視為惡魔的傑作，由撒旦策畫，並由女巫與異教徒散播到各地。因此，在《抑鬱的解剖》（一六二一）一書中，牛津大學教授柏頓（一五七七～一六四〇）認為撒旦是所有沮喪與自殺的元兇，有病的人則因身體孱弱特別容易成為犧牲者。同一時期，英國國教教士、專精於治療「心神不寧」（unquiet of mind）的納皮爾（一五五九～一六三四）醫生發現，許多求診病患因為宗教上的絕望沮喪、對詛咒的畏懼（由喀爾文教派的清教徒主義挑起的）、撒旦的誘惑，以及害怕自身被蠱惑等，而感到痛苦不安。

不潔的鬼靈必須使用宗教方法治療。在天主教，常用的方法諸如，舉行彌撒、驅魔儀式、到聖壇朝覲——如聖迪芙娜在荷蘭赫爾村所展現的卓越治療力量，瘋人也會在宗教機構中接受照護。而像納皮爾這樣的新教徒則比較喜歡使用祈禱、讀經與宗教勸誡等治療方式。

從十五世紀末開始席捲整個歐洲的獵巫浪潮，在一六五〇年代達到高峰。同樣

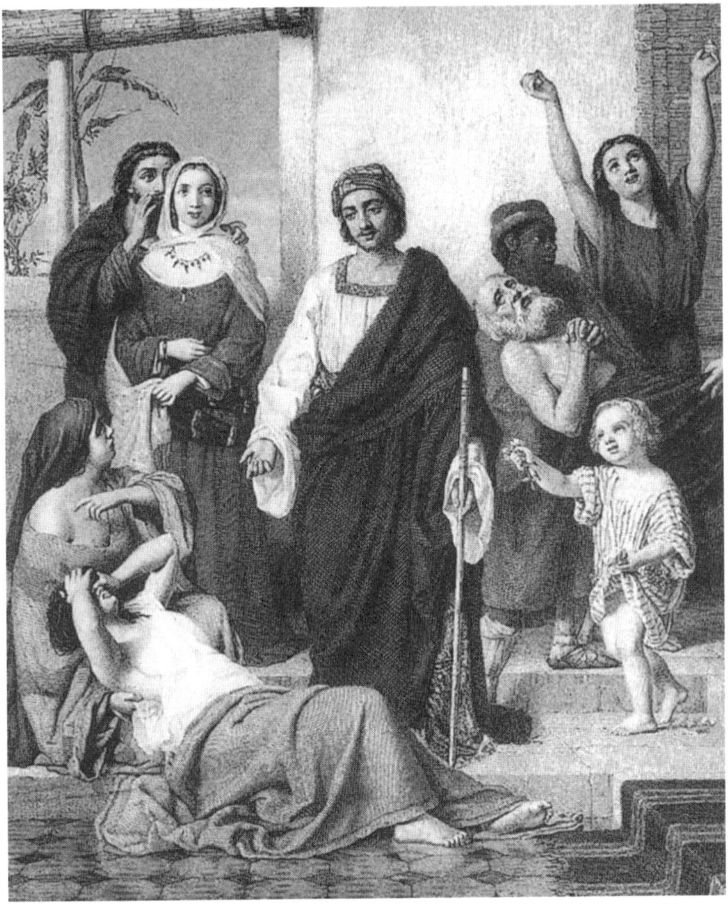

圖4｜這幅十七世紀的畫是描繪聖經中耶穌治療病患的場景。前景中這個披頭散髮的女人用雙手蒙住眼睛，顯示她正承受瘋狂的折磨。

地，這股浪潮將失去控制的行為與言語視為撒旦惡意的徵兆，由與惡魔訂下契約的女巫施加於受害者。在宗教改革與反宗教改革運動的對立中日益狂熱的異端控訴與火刑，將異端邪說與妄想視為一體的兩面：瘋子是被惡魔附身的人，宗教的對手則是瘋子。

「我被巨大的恐懼與戰慄淹沒」

親身經驗過瘋狂與沮喪的信仰者，認為自身的痛苦是罪惡、惡魔附身與靈魂沉淪的徵兆。許多瘋人的自傳性文章都帶有宗教色彩，如第七章將會討論的坎普與珀西瓦爾。

一六三一年出生於愛希特的特勞瑟，成長於一個信仰英國國教、富裕的律師家庭。他在日後回顧自己的年輕歲月，認為那是一段充滿罪惡的時光：當時他變成一個「徹底的無神論者」，任憑自己的欲望被各種「受到詛咒的淫邪」想法鼓動。

如自傳所記載，他被一個「放蕩不羈的幻想」驅使，「渴望財富，渴望能夠過著奢侈的生活」，於是他離鄉背井，開始享受那個「墮落的世俗世界；享受肉體的情欲、眼目的情欲與今世的傲慢」，他被誘入「罪惡的淵藪與危險的陷阱」，並沉迷於「最可憎的不潔罪行」，只差沒有犯下「真正的姦淫」。即使身患重病也無法使他悔悟，他不曾想到死亡與死後的命運，也不曾想到一直寬恕他的慈悲恩典。

最終，這個聲名狼藉的罪人返回家園，他已違反十誡所有的戒律，長年放蕩的生活使他的心靈變得麻木不仁。就在此時，危機發生了。有一回，他在爛醉後醒來，聽到「一陣急促的聲響」，並且看到一個「影子」站在床尾，特勞瑟回憶：「我被巨大的恐懼與戰慄淹沒。」一個聲音問道：「你是誰？」他深信這個影子就是上帝，回答：「主啊！我是一個罪孽深重的罪人。」並且跪下來祈禱。這個聲音又說：「再謙卑一點；再謙卑一點。」於是他除下長襪，讓雙膝赤裸地跪在地上。那個聲音繼續要求，他又脫下貼身衣褲。但是那個聲音仍覺得他不夠謙卑。這時，他發現地板上有一個洞，於是他鑽進洞裡，匍匐而行，讓塵土布滿自己的身體，同時持續地祈禱。

這個聲音接著要求他剪斷自己的頭髮，他預期下一個命令就是要他切斷自己的喉管了。此刻他突然明白：這不是上帝的聲音，這是魔鬼的聲音！他知道自己已「犯下重大的罪行」，最後他聽到一個聲音說：「你這個可憐的人，你已犯了違背聖靈的罪行。」於是他陷入極度的沮喪：違背聖靈被認為是不可原諒的罪行。他想要詛咒上帝並就此死去，他的腦袋裡迴盪著嘈雜的喧鬧聲，「折磨著我的良心」。

在這樣的幻影與幻聽持續干擾下，特勞瑟陷入「恍惚狀態」。幸運的，他的朋友認識薩默塞特郡的格拉斯頓伯里小鎮裡的一位醫生，以治療這類病患的技巧與成就聞名。他們用皮帶把特勞瑟綁在馬上，費了一番功夫把他強帶到那裡；他深信自己正被帶往地獄深淵，竭盡所能地掙扎反抗。那些聲音嘲笑說：「什麼？他還得到地獄的更深處嗎？太可怕，太可怕了！」特勞瑟日後回憶起這段經歷，認為那時惡魔已完全支配他的心靈。

他把格拉斯頓伯里的精神病院當作地獄，身上的鐐銬是撒旦的酷刑，其他病人則是「劊子手」。雖然在過去很長一段時間裡，他一直都在違反上帝的旨意，甚至對祂充滿敵意，但最終還是慢慢地平靜下來。這大半得歸功於這位醫生的太太。她是「一位非常虔誠的女性」，總是會陪他一同祈禱，直到他不再說出「褻瀆上帝的言詞」。最後，「我為我犯下的罪孽感到悲傷」，而他也被認為已經恢復得差不多，可以返回愛希特了。

可惜的是，他很快就故態復萌，過起以往那種荒唐的生活。但是這一次他能正面對抗惡魔的誘惑。他向牧師尋求指引，想要知道如何除去自己所「背負的沉重罪孽」。他後來又被送回格拉斯頓伯里，並相信自己再度犯下了違背聖靈的罪行，他「絕望地斥責詛咒上帝」，但醫生「讓（我）再度恢復心靈的平靜與祥和」。

即使此時，他仍未獲得真正的重生，因為他所擁有的不過是一種「虛假偽善」的信仰。他再度墮落，而後第三次來到格拉斯頓伯里。這一次是最後一次，「即使我曾有過一次又一次不敬的言語與行為，上帝終於原諒了我，讓我的心靈回復平靜與祥和，讓我擁有我的理性」。特勞瑟獲得了重生。他來到牛津大學讀書，藉著神的幫助，他成為一個非英國國教派（Nonconformist）的虔誠牧師。

後來特勞瑟寫了一部自傳，這是一部可與本仁的《豐盛的恩典》（一六六六）媲美的皈依故事。對於瘋狂，他有一個非常明確的宗教性概念。理性就是遵從上帝的旨意，精神失常則是靈魂受到惡魔蠱惑，而有褻瀆上帝行為時的心靈狀態。瘋狂是靈魂接受磨難與救贖時所經歷的絕望混亂時期，因為它使罪人陷入危機，成為復原的序曲。

反對的聲音

超過二十萬人在對女巫與異教徒的血腥獵殺中喪生，其中絕大多數是女人。這樣的血腥殺戮，激起官方與社會大眾對於惡魔附身說法的質疑。在維耶爾的《惡魔的把戲》（一五六三），我們可以看到早期醫生的疑慮。維耶爾是一個來自阿納姆的荷蘭醫療官員。他在書中提出警告，老年人、獨居者與未受教育者的疾病，很容易被誤認為是巫術的表現。他承認惡魔確實可以影響人類的行為，但是惡魔的力量最終仍受到上帝的限制，因此他所能影響的對象，只有那些罹患抑鬱疾病與容易受到想像困擾的人。女巫所招認的滔天大罪，是她們受到迷幻藥物與夢境影響而產生的想像。同樣地，她們被控訴的罪行，如使人患病、猝死、陽痿，招致荒年與其他種種厄運等，純粹只是自然的災難。因此，被認為是女巫的人應該得到憐憫與治療，而不是恐懼與懲罰。

來自肯特郡的斯科追隨維耶爾的腳步，在《巫術的發現》（一五八四）中提出對於巫術真實性的質疑。為了反駁他的質疑，詹姆斯一世這位正統蘇格蘭長老教會信徒才會寫下《惡魔論》（一五九七）一書。但大約從那時開始，英國國教的領袖就對所謂惡魔附身抱持著懷疑的態度，擔心這樣的事件是出於天主教徒或清教徒的操縱：巫術現象被認為是宗教狂熱分子與愚民所營造的騙局，或是他們自欺的想像。基於同樣的理由，英國國教也自此廢除了驅邪的儀式。

醫生們也表達了他們的疑慮。一般說來，他們並不是懷疑超自然力量引發瘋狂的**可能性**，而是針對某些案例能否**證實**為超自然力量的表現提出質疑。一六〇三年，喬

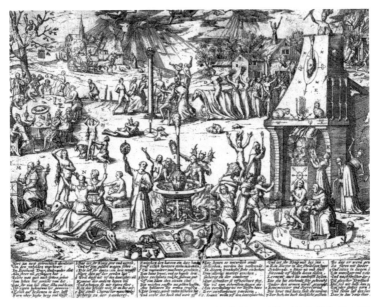

圖5｜特里爾女巫審判。一五八一年，新上任的特里爾教區大主教為了表明其信念，下令清除社會上三種人：新教徒、猶太人、女巫。一五八七到一五九三年間，教區內有三百六十八人被燒死，實際處決人數無法確定。

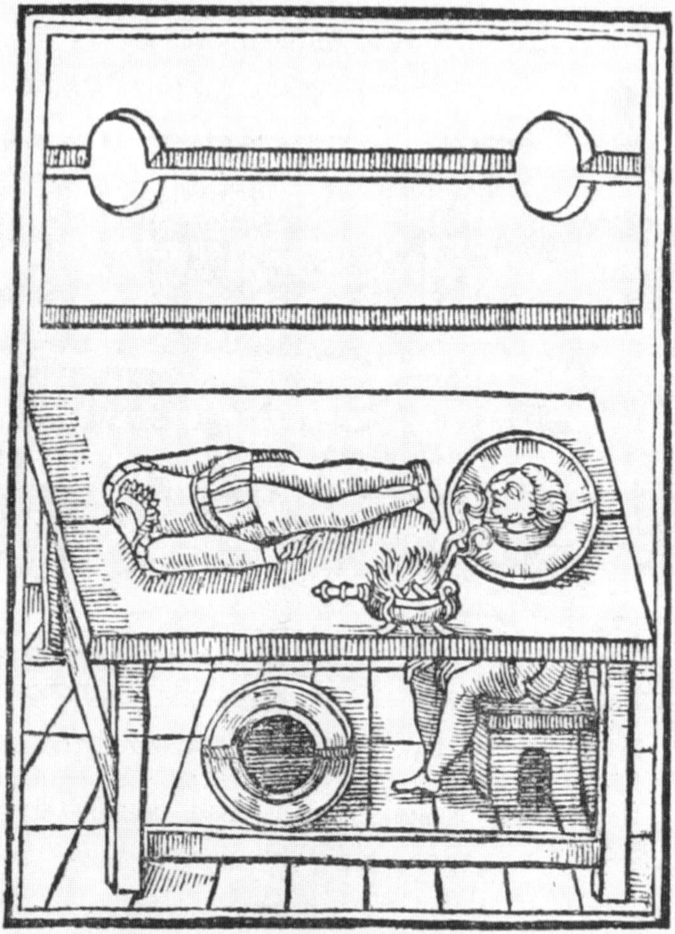

圖6｜《巫術的發現》內頁插圖，斯科用這張圖解釋「施洗者約翰被斬首」的把戲。

登與另外三位倫敦醫生被召喚去驗證依莉莎白．傑克森的罪行。她被指控以巫術陷害十四歲的瑪莉．葛拉夫。瑪莉出現「一陣又一陣可怕的痙攣發作，身邊的人都認為她快死了」；她變得沉默不語，暫時失去視覺，左半側的身體癱瘓，沒有任何知覺。這些都是典型的症狀，但它們究竟是**邪術**的表現，還是生病？

瑪莉一開始接受皇家學會醫生的診治，但是當治療無效時，他們又一如往常地認為有「自然之外」的力量從中作祟。然而，喬登反對這樣的看法，認為這些症狀仍是疾病的表現。他在一本書中為自己的看法辯護，而從書名就可看出他的主張：《簡論一種被稱為母親之窒息的疾病：一個後來被懷疑是惡靈附身或其他超自然力量作祟的個案。本書認為，這些人類身體所出現的怪異行為與情感，雖然一般被歸因於惡魔的力量，事實上有著自然的病因才造成這些疾病的發生》（一六〇三）。喬登把瑪莉的疾病稱為「母親之窒息」（the Suffocation of the Mother），意即「子宮之窒息」，或簡稱為「母親」，也就是「歇斯底里」（hysteria）。這些症狀是子宮引起的消化道阻塞與窒息感。喬登以偉大的希臘醫師科倫的理論為基礎，認為這類子宮造成的阻滯會產生「鬱氣」（vapours），這些鬱氣飄散到全身，引發肢體、腹部甚至腦部的疾病，而表現出痙攣發作、痙攣性舞蹈等症狀。這些症狀常被認為是附身的表現，然而卻可以用「母親之窒息」合理地解釋。喬登最關心的，還是要為這些疾病找到自然的病因。

像喬登這樣的醫學意見可以讓一個婦人避免被指控為惡魔的門徒，從而保全她的性命；不過負面的效應是，她通常會被定罪為「欺誑」，理由是冒充女巫。在往後的幾個世紀，「歇斯底里」的婦女雖然不用再受到刑罰，卻依然與之前的「女巫」一樣得蒙受汙名——歧視女性的態度並沒有改變，只是換了名稱罷了。佛洛伊德在一封寫給弗里斯的信中就曾坦承，他很能了解過去女巫獵殺者的心情。

啟蒙的意見

類似斯科與喬登這樣的意見，在社會菁英階層得到越來越多的支持。歐洲大陸的三十年戰爭（一六一八～一六四八）與英國內戰（一六四二～一六五一），激起對於宗教－政治極端主義的強烈反感，譴責其對公共秩序與個人安全造成毀滅性的傷害。

人們此時開始猛烈批判再洗禮派、浮囂派、反律法主義者（他們相信聖靈存在於自身，「對純潔者而言，萬物都是純潔的」），以及其他自封聖徒而攻擊教會與國家公共規範的人。批判者不僅從聖經、神學與惡魔論的角度予以駁斥，也從醫學的角度加以譴責這些人所宣揚的無政府信念：這些自詡先知的人，事實上罹患了腦部的疾病，他們受到的所謂「神召」（inspired）並非來自聖靈，而是胃腸的脹氣（wind）。

醫生與其支持者指出這些宗教邊緣分子和瘋人之間的相似點：他們不是都有辯才無礙（說方言）、痙攣發作、啜泣與哭嚎之類的症狀嗎？「宗教狂熱」（Enthusiasm）被解讀為某種精神病理的徵象。有些人把「熱誠」（zeal）比作癲癇；支持體液學說的醫生，認為這是黑膽汁過剩的現象；新的機械哲學則認為，纖維的發炎與血管的阻塞會造成狂迷與痙攣，也可能是腸道阻塞形成之鬱氣上升到頭部而影響判斷能力的表現。因此，在這樣的基礎上，威利斯（一六二一～一六七五，十七世紀英國國教派信徒、保皇黨人、「神經學」一詞的發明人）排除惡魔作祟的可能性，提出所謂的附身，都是神經與腦部缺陷的表現。特別是在一六五〇年後，社會菁英不再相信巫術，並開始認為所謂的巫術並不是撒旦的陰謀，而是個人的疾病，或是集體歇斯底里的現象；十八世紀，行政官也認為那些在衛斯理教派聚會中尖叫哭嚎的改宗者，應判入瘋人院接受治療。相對地，衛斯理本人則仍堅持其對於巫術與惡魔附身的信念。

在英國，一直到一六三〇年代，即使像布朗爵士這樣的名醫，可能都還會到法庭作證，證明巫術的真實性。在歐洲其他國家，有關惡魔論的爭議，紛擾了更長的時間。

大約在一七〇〇年左右，普魯士哈雷大學偉大的醫學教授霍夫曼（一六六〇～一七四二）就曾致力解決德語世界中有關這個問題的爭議。一六九三年，耶拿的韋德爾醫生進一步主張「幽靈只是一種虛構的現象，它違反自然的法則」。霍夫曼對此提出自己的看法，認為惡魔藉由動物靈力[1]作用在女巫身上，他的一位學生則確認惡魔可以同時影響身體與心靈。

在荷蘭共和國、法國與英國，所有與霍夫曼同時代的著名醫生，都從純粹自然主義的角度解讀宗教性瘋狂（religious melancholy）。當談到貴格教派或其他教派信徒所看到的幻影時，信仰牛頓主義的羅賓森醫生認為，那只不過是一種起因於「發熱腦部的強烈衝動」的瘋狂表現。米德醫生則在《神聖醫學》（一七四九）一書中，為附身及其他傳統上被歸因於惡魔的疾病，提供了理性的解釋：這些信仰是「愚民才會犯的錯誤……是無知的婦人與小孩才會恐懼的怪物」。

後來，在英國中部行醫且支持啟蒙思想的伊拉茲馬斯・達爾文（查理斯・達爾文的祖父），對於民間依然存在迷信撒旦作祟的信仰，感到驚駭莫名。他在《動物生理學》（一七九四）及其他著作中，譴責衛斯理教派散播有關地獄之火及墮入地獄的恐懼：「衛斯理教派許多誇張的布道師，成功地激起這樣的恐懼，以聽眾的愚蠢無知維持自己舒適的生活。在這種類型的瘋狂中，這些可憐的病人經常會以自殺結束生命。」達爾文自己不信奉任何宗教，他記載了許多病人的悲慘病史，他們「良心上的不安」，讓他們罹患宗教性瘋狂，最終陷入絕望深淵而失去生命：

X先生，原本是鄰近地區的一位牧師，為了宗教苦行的理由，他開始傷害自己……因為他已結婚而且有好幾個小孩，我認為這是一個無法治癒的個案；顯然，家庭中的情感與責任並未能阻止瘋狂的發生。他被送到一間瘋人院，但沒有任何效果，回到家後，他又開始傷害自己，有時還會進行長期的絕食，他日益消瘦，最終失去了生命……這種瘋狂帶來的，是多麼可怕的殘酷、謀殺與屠殺啊！

因此，宗教性瘋狂——事實上，包括所有相信超自然力量會影響人類的信仰——變成一種精神病理的表現。

1 譯注：動物靈力（animal spirits），一種連結肉體與心靈，同時可以感應這兩方面作用的特別化學物質。可見本書第六章。

瘋狂的世俗化

獵巫行動肇因於對超自然力量的傳統民間信仰，與新教和反宗教改革運動神學所提出的魔鬼論說、文藝復興時期的法術，以及重新振興的反異端聖戰等的結合。從十七世紀中葉起，統治階層逐漸放棄這些教義，其原因除了它們看起來既不理性又不科學，也因為它們無法維持社會秩序的安定。女巫不再被迫害，開始受到仁慈的對待——事實上，卻有「新的女巫」受到一如既往的迫害，這些新的代罪羔羊包括乞丐、罪犯與流浪漢。洛克在他的書《基督教的合理性》（一六九四）中強調：如今，連宗教都必須符合合理性的要求。

宗教性瘋狂的病理化，引領啟蒙時期自由思想家開始病理化所有的信仰現象。事實上，這也是後來佛洛伊德的主張。上帝是一個幻覺，信仰是「欲求的滿足」，所有這些看起來非常真實的信仰，都只是為了滿足神經質需求的心理投射，是被壓抑性欲的昇華，或是死亡欲求的表現。當佛洛伊德把宗教視為精神病理時，正是在呼應伏爾泰與狄德羅等啟蒙運動的**哲學家**更為尖刻的主張：他們認為基督教信仰是腦部生病時的病態分泌物。

如今，雖然教會在教義上依然接受幻覺、附身與驅邪的真實性，但卻對輕信與騙術，抱持高度戒慎懷疑的態度。那些自稱受到惡魔困擾的天主教徒或英國國教徒，如今已成為教會的困擾。他們的牧師或神父可能會先試著說服他們，讓他們接受這些教義不過是一種比喻；若是他們依然堅持自己的想法，可能就會鼓勵他們尋求心理治療師的幫忙。

如前文所示，反對宗教瘋狂理論的聲音，多半是以醫學概念與語言來傳達。醫生終將取代神職人員，接手處理瘋人的工作。所以現在，讓我們來看看醫學上有關異常思維與行為的理論。

3

理性化的瘋狂
Madness Rationalized

瘋狂本源或首要原因是個謎。

——帕爾吉特（一七九二）

有關瘋狂的論理

如前所述，早期文明認為瘋狂是由超自然力量所造成。亞述人與埃及人認為許多疾病來自上蒼的懲罰，因此必須仰賴巫醫治療；為了診斷與治療，他們訴諸占卜與獻祭等方法。古希臘神話與史詩同樣認為瘋狂是諸神降下的苦難，民間傳說認為疾病起源於靈力，於是他們在醫神阿斯克勒庇俄斯的聖壇祈求，希望藉此重新恢復健康。

然而，從西元前六世紀起，希臘城邦的哲學家開始以自然主義的觀點看待宇宙與人世百態。蘇格拉底輕蔑諸神的態度眾所周知，他還與他的學生柏拉圖一同分析心理的組成：理性、精神、感情與靈魂。接著，柏拉圖的學生亞里斯多德定義人為理性的動物，隸屬於自然的系統。而對普羅泰戈拉而言，人是萬物的權衡。

西元前四、五世紀的希臘哲學家對於自然、社會與意識，進行系統性的論證，試圖藉此推定事物的秩序。思想家將理性的個人——或說得更精確一些，像他們一樣教養良好的卓越男性——視為倫理與政治的完美典型。但也因此，他們並不否認非理性的存在。事實上，他們賦予理性思維與行動的極大肯定，正證明了他們在情感與命運的盲目破壞力量中所看到的危險：只有理性的冷靜追求，能夠把人類從災難中拯救出來。

柏拉圖特別譴責欲念，視其為人類自由與尊嚴的首要敵人；而其尊崇理性貶低不理性的哲學思維，就如其在心靈與物質之間所作的鮮明對比一樣，在塞內卡、西塞羅與奧里略等斯多葛學派哲學家的理論中成為古典價值的典範。藉著自我知識——德爾斐神諭中的「認識你自己」——理性能夠分析並解釋人類的本質，進而控制奴役人心的欲念。基於對這些可打斷心靈運作巨大而原始力量的恐懼，柏拉圖學派、畢達哥拉斯學派、斯多葛學派，以及其他類似的哲學學派，都把不理性視為理性與靈魂必須對抗的危險與恥辱。

藉著尊崇心靈、賦予秩序與邏輯高度價值，希臘思想家為未來世代界定出不理性的問題——即使他們未能解決這個問題！在把人視為萬物的權衡之際，他們將瘋狂趕離了天堂，使其成為塵世的人性。他們還引用各種不同的架構來解釋心靈的疾病。那麼，希臘人究竟如何解釋這種靈魂的沉淪，同時希望能夠預防或治療它呢？

瘋狂的醫療化

醫學的發展則呼應著上述的戲劇與哲學傳統。在那些被統稱為希波克拉底全集的著作中（聲稱是科斯島希波克拉底的著作，事實上多數來自較晚的西元前四世紀），希臘醫學對於健康與疾病發展出一套完整的整體論（holistic）解釋架構，其中包含了有關瘋狂的論理。希波克拉底醫學希望能夠輔助自然的力量，在健康的身體中創造與維持健康的心靈。

無論處於健康或疾病狀態，希波克拉底醫學都以自然主義概念解釋人類的生命。如一本希波克拉底著作所言：

> 人們必須知道，我們的快樂、歡笑與幽默感，還有我們的悲傷、痛苦與淚水，都來自我們的腦，而且只來自我們的腦。唯有經過它，我們才能思考，才能聽與看，才能分辨美醜、善惡，分辨痛苦與歡樂……同樣也是它能使我們瘋狂錯亂，

使我們恐懼害怕，無論日夜，使我們無法成眠，使我們犯錯、莫名地焦慮、心不在焉，以及做出違反習性的行為。

因此在定義上，醫學排除了超自然力量的影響。

希波克拉底醫學以「體液」（humors）解釋健康與疾病狀態。身體受制於成長與變化的律動，而這個律動決定於人體皮囊所包裹的主要體液；健康或疾病都來自體液的動態平衡。這些維持生命的主要體液包括血液（blood）、黃膽汁（choler）、黏液（phlegm），與黑膽汁（melancholy）。它們分別擔負著維持生命的重要功能。血液是精力的來源。膽汁是消化不可或缺的胃液。黏液所指範圍相當廣泛，包含所有無色的分泌物，功能是潤滑與冷卻。我們可以在汗水與淚液中觀察到黏液的存在，過量時看得特別清楚，譬如感染風寒或發燒時，就可見到它從口鼻冒出。第四種黑膽汁則是種問題較多的體液。這是一種黑色的液體，但是幾乎不以純粹型態出現，一般認為它會混雜其他體液，而使它們轉為偏黑的顏色，造成血液、皮膚或糞便變黑的現象。它同時也是黑髮、黑眼與皮膚色斑的成因。這四種主要體液解釋了一些生物可見、可觸知的物理性質，也就是溫度、顏色與質地。血液使肉體熱且濕，黃膽汁使其熱且乾，黏液造成的是冷且

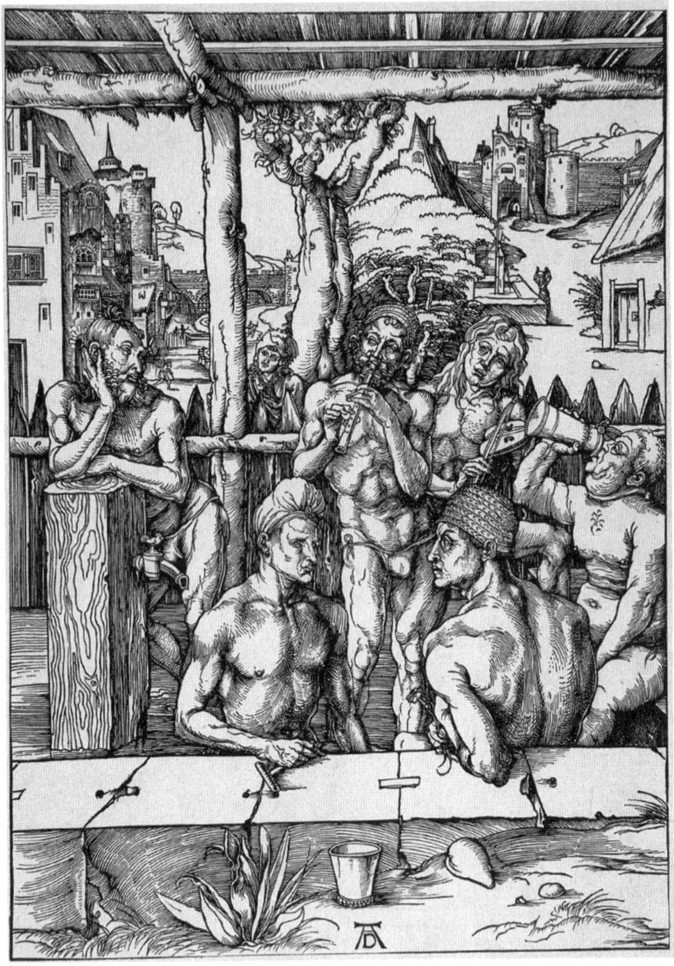

圖7｜這間有六個男人與一個旁觀者的澡堂，象徵著四種體液與五種感官知覺；一四九六年左右仿杜勒的作品。

濕，黑膽汁則是冷且乾。

這些特質大致對應亞里斯多德哲學所提出的宇宙四「要素」：氣、火、水、土。溫暖潮濕而能提振精力的血液就像氣，乾熱的黃膽汁像火，黏液像水（寒冷潮濕），黑膽汁則像土（寒冷而乾燥）。以希臘科學一貫的精神，這樣的類比可延伸到希臘科學所注重的其他自然現象之上，諸如天體感應與季節循環。因此，寒冷潮濕的冬季性質上與黏液相近，而這也是人們容易感染風寒的季節。每種體液也有特定的顏色：血液鮮紅，黃膽汁是黃色，黏液蒼白，黑膽汁則是深暗色。這些色彩決定了身體的顏色，這就是為何不同種族有白、黑、紅、黃等不同膚色，以及某些人會比其他人顯得蒼白、黑黝，或紅潤的原因。

體液間的平衡也可以解釋氣質，或是後來被稱為人格或心理傾向這類個人特質。因此，血液充沛的人會有「血性」氣質，顯得活力充沛、精神飽滿而強健，但同時也較為魯莽衝動、暴躁易怒。黃膽汁偏多的人較為「膽汁質」，性格嚴厲苛刻，嘴下從不饒人。黏液多的人性格冷漠遲鈍。黑膽汁多的人則是膚色黝黑，偏向「土性」氣質，看起來顯得憂鬱深沉。簡言之，這種認為內在體質（「氣質」）對應於外在身體特質（「氣色」），而在生理學、心理學與體態舉止間建立連結的整體理論，擁有無限的解釋力。當科學還無法直接探索皮膚或頭顱內的世界時，這種基於類比的解釋系統不僅看起來合理，也不可或缺。雅典黃金時代的價值觀認為，人體是高貴，甚或神聖的，因此解剖是不被允許的行為。

整體論式的體液理論對於人為何會失去健康而致病，也有一套包含生理與心理面向的解釋模式（雖然在整體醫學系統中，生理與心理絕不是截然劃分的兩極）。體液在原有平衡上彼此協調一致時，身體處於健康狀態。但是當其中一種體液積聚過量，或是不足，就會造成疾病。譬如說，若是因為飲食不當而使體內血液過量，此時會發生「血性疾病」——用現代的話或許可說血壓升高——人會看起來發怒或發熱，而且可能因此發展出癲癇、中風或躁狂等疾病。相對地，血液不足或是血液品質不佳則意味精力流失，身體受傷所引發的血液流失則可能導致暈倒或死亡。若專就精神疾病而言，血液與黃膽汁過多都會導致躁狂，黑膽汁過多——也就是變得過於寒冷乾燥——則會導致情緒低落、抑鬱與沮喪。

幸好，藉由合理的生活方式或內外科療法，可以預防或治療這些不平衡的狀態。血液鬱積在肝臟或是被毒素汙染的人——這兩種情況都會導致躁狂——必須接受放血治療（也稱靜脈切開術）。這種療法流傳甚久，在歐洲的療養院中甚至還被當作預防精神病復發與治療的最後手段。改變飲食也會有所助益。狂亂的瘋人必須吃能夠「稀釋」與「冷卻」的飲食，如青菜沙拉、麥茶與牛奶等，而且必須禁食葡萄酒與紅肉。有關這類調節飲食、運動與生活方式的方法，在當時的文獻中留下許多詳細的討論與建議。

體液理論提供了一個完整的解釋架構，以各種基本元素（冷／熱、濕／乾等）為基礎，糅合自然與人類、心理與生理、健康與病態。對於一般人而言，這個模式簡明且符合常識，而對醫生來說，這個模式也能提供進行複雜理論與技術討論的基礎。

在體液理論這種易於直觀的對反架構中，我們可以自然地把心理狀態視為身體狀態的延伸。在這個架構下，健康首重平衡，病態則來自極端。因此，相對於躁狂，必然存在另一種對立的病態：抑鬱。無論在智性上、情感上，甚或在美感與下意識裡，躁狂與抑鬱這兩個範疇——分別代表熱與冷、濕與乾、「紅」與「黑」——深植於有教養的歐洲心靈中，或許就像某些重要的精神分析概念（壓抑、防禦、投射、否認）深植在二十世紀的心靈一樣。

臨床凝視

希臘醫學並非憑空想像出這樣一個看似合理且令人滿意的解釋架構，而是以臨床經驗為基礎，並且在病人身上證明其適用性。從希波克拉底的著作開始就有許多關於精神異常個案病史的記載。其中一位女性的病史提到她前言不對後語，口吐穢言，看起來恐懼憂鬱，似乎正經歷難忍的「傷痛」；另一位女子看起來極度痛苦，「一句話都不說……她動作笨拙，拉扯自己的毛髮，抓傷自己的身體，有時悲傷地哭泣，卻又突然笑了起來，但是……她沉默不語」。還有一個現在看起來像是妄想性抑鬱症的個案，其病因被認為是黑膽汁聚積在肝臟，並上衝到腦部之故，這種狀況「通常發生於病人在國外旅行獨自經過某條陌生街道，因而感受到極大的恐懼時」。

如前文所述，希臘醫學以其一貫二元對立的思維方式，區分出兩大類情緒與行為異常：躁狂與抑鬱。與偉大的希臘醫師科倫同一時期，卡帕多奇亞的阿萊泰烏斯（約一五〇～二〇〇），在他的著作《論病因與病徵》中，詳細描述了這兩種疾病的臨床表現。他觀察到這樣一個抑鬱症的個案：

罹患這種病的人會變得遲鈍或苛刻，無緣無故就覺得沮喪或疲累；這是抑鬱症的開端。他們也會變得暴躁易怒、鬱鬱寡歡，容易失眠，而且半夜時常驚醒。不合理的恐懼支配著他們的心靈……他們變得善變、卑鄙、吝嗇而偏執，偶爾他們也會顯得單純、鋪張、慷慨大方，但這並不是出於靈魂的美德，而是因為疾病病程的多變。假若病情更為嚴重，我們會看到他們變得憤世嫉俗，避開人群，整日無謂地悲嘆：他們抱怨生命，希望自己可以死去；許多人由於這樣的想法，執著於虛妄與不理性的思維，完全忽略身旁的事物，也忘了自己是誰，過著低等動物般的生活。

從這段臨床描述看來，抑鬱症並不像後來濟慈或其他浪漫主義詩人所想的那樣，是一種時髦夢幻的悲傷。對於阿萊泰烏斯和整個古典醫學而言，它是一種嚴重的精神異常。痛苦與沮喪是它的基本要素，也會出現幻覺，並伴隨著強烈的情緒，以及多疑、不信任、焦慮與驚恐等情感。阿萊泰烏斯論及抑鬱患者的妄想時，提到「病人可能想像自己不再是原來的模樣」：

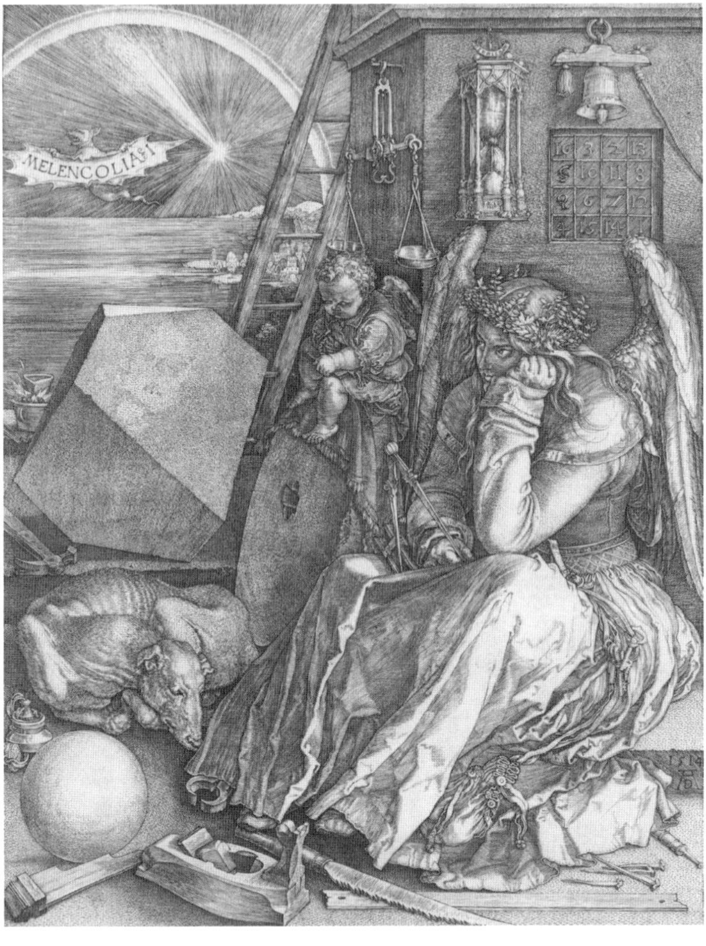

圖8｜杜勒一五一四年的作品〈抑鬱〉(*Melencholia*)。一個長著翅膀的沮喪女子，手拿著幾何學的工具，身邊還有許多象徵知識的事物。沙漏中的沙子傾瀉而下，時間不斷流逝，自然事物也日益衰敗。

某個病人堅信自己是一隻麻雀、一隻公雞，或是一只陶瓶；另一個病人認為自己是神，是一個演說家或演員，或是莊嚴地拿著一根稻草，想像自己正拿著世界的權杖；有些人則發出嬰兒般的哭聲，要求別人把他抱在懷中，或是相信自己是顆芥子，害怕會被母雞吃掉。

類似的比喻說法，在柏頓《抑鬱的解剖》以及某些更晚近的著作中，仍一再出現：某位患者不敢解尿，擔心自己的尿液會淹沒全世界；另一位患者則堅信自己是玻璃作的，只要移動就會破碎。

對於阿萊泰烏斯而言，抑鬱是很嚴重的狀態，它所造成的妄想、強迫與固著意念，具有高度的破壞性。「抑鬱症患者將自己孤立起來，他害怕被迫害或監禁，苦於某些迷信的意念，他憎恨生命……他隨時隨地處於驚恐之中，把自己的幻想當成現實……他苦於某些事實上並不存在的疾病，他詛咒生命，渴望死亡。」

另一面是躁狂症。阿萊泰烏斯認為，過度與失控為其特徵，表現出「狂暴、興奮與歡樂」的狀態。急性躁狂的病患「有時會殺掉他的僕人」，或是變得狂妄自大：「從未受過教育的人聲稱自己是哲學家。」躁狂症經常伴隨著愉悅的情緒，患者「極度興奮，研讀天文學與哲學……他覺得一切事物都很美妙，帶給他無限的靈感」。

秉持古典醫學的理性傾向，阿萊泰烏斯譴責那些狂亂酒神祭典出現的集體縱欲行為，他認為這是希臘文明的恥辱，而且一直到羅馬帝國時期還在持續地蠱惑人心。他也從醫學的角度診斷這些行為。阿萊泰烏斯精確地界定出各種迷信躁狂症，這是一種被神附身的狀態（神聖的狂亂），特別常在西芭莉女神的祭典中出現。在「狂熱而神迷的狀態中」，信徒出現被附身的狂野狀態，接著就像女神的去勢祭司（Corybantes）一樣，「閹割自己，並把陰莖獻給女神」。狂熱的信徒陷入狂迷狀態，深信自己得到神聖的啟發，感受到極度的愉悅，並以狂喜與舞蹈頌讚神祇。這一切，就阿萊泰烏斯來看，其實表現了「一個生病的、酩酊大醉而錯亂的靈魂……的瘋狂」。

在精神醫學史上，阿萊泰烏斯被認為是最早發現後來稱為雙極性疾患（bipolar disorder）疾病病程的人。他觀察到，「某些病患在抑鬱之後，會有躁狂的發作，因而使得躁狂就像是抑鬱的某種變異一般。」一個原本愉悅的人，「突然變得鬱鬱寡歡，隨著病程的進展，又變得懶散、悲傷、沉默寡言。他們對未來憂心忡忡，自覺羞愧可恥。」但經過這段低潮期後，他們又會回到精力旺盛的狀態，「他們在大眾面前耀武揚威，彷彿是從競技場凱旋而歸的英雄；有時，他們則會日夜不停地歡笑與跳舞。」

阿萊泰烏斯清楚描述的這種劇烈情緒擺盪，對於十九世紀法國精神科醫生法利特（一七九四～一八七〇）與貝拉吉（一八〇九～一八九〇）等人而言，應當非常地熟悉。他們對於週期性與雙重性瘋狂的研究，呼應了躁鬱症這個現代疾病範疇（見本書第六章）。然而在建立這樣的連結時，我們必須小心後見之明可能導致的誤解。

希臘羅馬醫學提供各式各樣治療瘋狂的方法，有時這些療法會相互衝突。索蘭納斯建議和瘋人談話，利用言語來治療；相對地，塞爾蘇斯堅信震撼治療的療效，他建議將病患獨自關在完全黑暗的房間裡，讓他們服用瀉劑，藉此讓病患恐懼，而回到健康狀態。

傳統的延續

中世紀伊斯蘭與天主教醫學尊崇，並追隨這個從希波克拉底開始，再由科倫與阿萊泰烏斯等人加以系統化的醫學傳統。他們對於瘋狂的解釋大致汲取自前人的理論。早期由中世紀僧侶所撰寫的藥典與醫書中，將簡化的古典知識與各種民俗、超自然療法混雜在一起。最主要的診斷還是憂鬱及躁症。十三世紀，於巴黎執教的安格利庫斯依循阿萊泰烏斯的分類，將焦慮、慮病、情緒低落與妄想等狀態，都歸入「抑鬱症」這個疾病範疇中。

文藝復興時期，這些源於古希臘的理論依然保有正當性與生命力。十六世紀中期，蒙彼利埃——這是當時一所重要的醫學大學——的佛塔諾教授提到：「有時即使不存在有害的體液」，躁狂「也會發生在體質較為溫性的腦部，就像醉酒時的狀況一樣。有時，當某些較刺激或溫性的體液——如黃膽汁，開始破壞腦部，並沿著腦膜刺激腦部時，也會引發躁狂的發作」。他還提及躁狂的各種變異，解釋它們的特徵與成因。笑聲較多的躁狂，病程較為良性；然而當血液與黃膽汁的混合液「焦掉了」，也就是變得較為濃稠時，「瘋狂將會更為狂暴，這是最為危險的一種躁狂」。

佛塔諾在蒙彼利埃的同事布拉特（一五三六～一六一四）同樣將躁狂定義為一種「過度」的疾病。就像抑鬱症患者一樣，躁狂患者「以錯誤的方式想像、判斷與回憶事物」。此外，他還會「做出許多不理性的事」：

> 有時他們的言語與行為合宜，看不出瘋狂的徵象；但更多的時候他們陷入狂亂的情緒中，以失去控制的言語與行為，表達內心的衝動。接著他們可能大聲喊叫，

詛咒一切事物，被某些原始欲望支配，做出一些淫穢或是駭人聽聞的事，甚至變得像野獸一般，只有獸性而不再有任何人性。有些人渴求極度激烈性欲的滿足。我就曾看過一位高貴的婦人，她原本具備一切令人尊敬的美德，但在生病之後卻口出穢言，勾引男人與狗和她發生性關係。

在布拉特對抑鬱症的描述中，焦慮與妄想是首要的症狀。呼應阿萊泰烏斯的說法，他認為抑鬱症「是一種想像與判斷敗壞的精神錯亂，以致即使沒有任何原因，患者仍變得極度悲傷與恐懼」。因此，在這個疾病裡，我們看到，錯誤的意象上聳立著一座由妄想所構成的瘋狂歌德式古堡。

同時期的另一位醫生布萊特（一五五一？～一六一五）在一五八六年出版了第一本有關抑鬱症的英文著作，莎士比亞對於精神醫學的熟稔可能就是受惠於這本作品。然而，精神疾病體液學說發展的頂點，出現在柏頓那本如百科全書般的著作《抑鬱的解剖》。柏頓是牛津大學教授，他的一生幾乎都在探索、撰寫與修訂這本巨作。柏頓詳盡地描述抑鬱症患者沉默寡言、孤獨、妄想與危險行為等陰鬱面貌；在病因上，除了傳統有關脾臟、腦與血液溫熱失調的理論外，他還增列下述病因與誘發因素：「懶

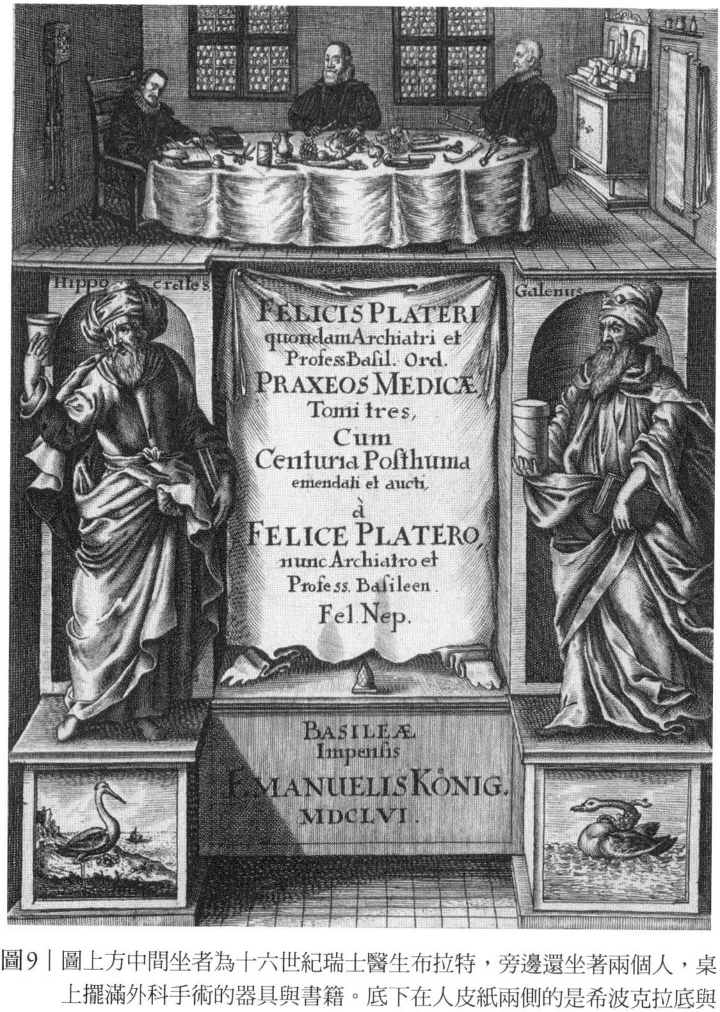

圖9｜圖上方中間坐者為十六世紀瑞士醫生布拉特，旁邊還坐著兩個人，桌上擺滿外科手術的器具與書籍。底下在人皮紙兩側的是希波克拉底與科倫的雕像。

惰、孤僻、過度的思考與閱讀、激情、煩惱、不滿、憂慮、災難、強烈的欲望、野心等等。」他所列出的治療方式，含括從古至今所有曾被建議過的方法：飲食、運動、散心、旅行、瀉劑、放血等，還列出幾百種草藥藥方。單身的柏頓認為，對於未婚抑鬱症女性患者而言，結婚是最有效的治療方法。此外，他也鼓勵使用音樂治療，這種治療方法至少可以追溯到舊約時代：

> 每當天主降下惡靈於撒烏爾身上時，大衛就會拿起豎琴彈奏，聽到琴聲，撒烏爾覺得通體舒爽，惡靈也就離開了。（《撒慕爾紀上》第十六章二十三節）

就像許多其他處理同樣題材的作者一樣，柏頓自己也是一個患者：「我藉著撰寫有關抑鬱症的文章使自己忙碌，以避開抑鬱的侵擾。」他以一句勸誡抑鬱症患者的警語結束這本巨著：「不要孤獨，不要懶散。」但是他顯然未能完全遵循自己的警示。此外，柏頓的巨著還呈現了一個令人抑鬱的現象：有關瘋狂的理論與瘋子一樣多，而且還彼此牴觸。波隆尼爾的洞見再度得到證實！因此，就精神醫學而言，文藝復興時期並未發生能夠揭開頭顱內運行祕密的哥白尼革命，而僅是古典傳統的累積與總結。在本書第六章中我們將會看到，在柏頓之後的一個世紀，維薩里與哈維的解剖學與生理學，將促成瘋狂新器質理論的發展，取代舊有的體液理論；同時，哲學的發展也會打開一扇通往新心理學的大門。

成形中的心理學

十八世紀晚期，英國精神病醫生帕爾吉特（一七六〇～一八一〇）如此描繪躁狂患者：

> 接著，讓我們想像一個與我們同類的人失去理性指引時的情形——理性是人類最重要的特質，它使我們不同於低等動物……看看一個失去這高貴稟賦的人，看看他那可憐的樣子。

帕爾吉特的動人描述中暗示了「理性人」的完美典型，這正是瘋人失去的人性理想特質。柏拉圖曾以理性靈魂自豪；中世紀神學家有時讚頌理性，有時卻又貶低它的

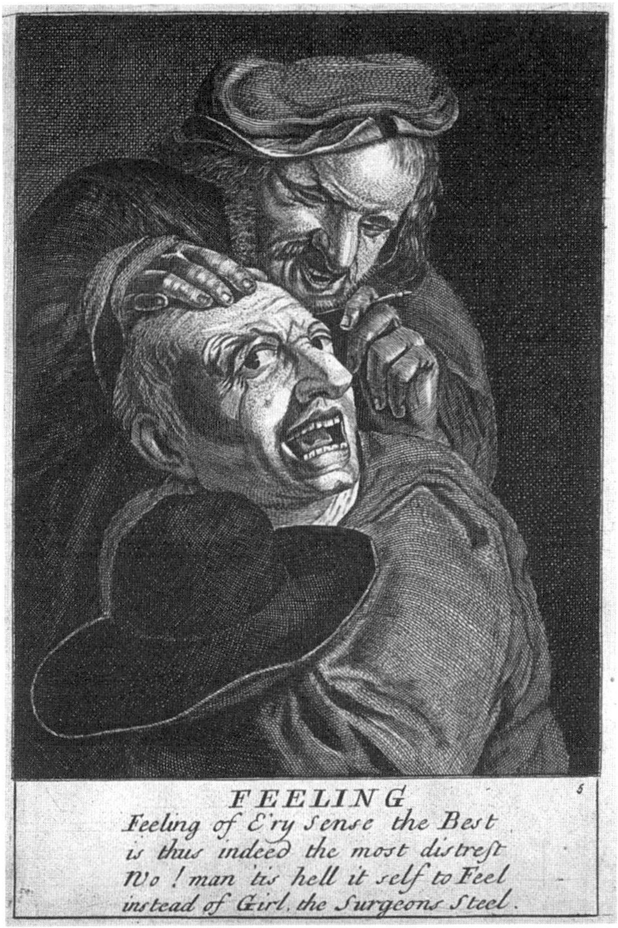
FEELING
Feeling of E'ry Sense the Best
is thus indeed the most distrest
Wo! man tis hell it self to Feel
instead of Girl, the Surgeons Steel.

圖10｜十七世紀特尼爾茲的版畫〈愚人石〉(*The Stone of Folly*)。一個外科郎中正試圖從一名齜牙咧嘴的病患頭上拔出石頭，這象徵除去他身上的「愚蠢」(瘋狂)。

價值(信仰才是信徒必要的美德)。費奇諾、皮科・德拉・米蘭多拉,與其他文藝復興作家認為,相較於其他動物,人類在眾生序列中的優越在於理性,而且更進一步讚美理性且富教養的男性,認為他們是優於女人、小孩與農人的人類。然而,一直要到十七世紀,心靈才成為有關人的哲學理論中最重要的概念。

笛卡兒(一五九四~一六五〇)是這波思潮中極具影響力的理性主義者,他確信只有理性能夠將人類從無知、混亂與謬誤中拯救出來。笛卡兒生於諾曼第,接受耶穌會士的教育因而接觸到哲學、數學與物理學。一六一九年十一月十日,在一次近乎神祕的體驗後(記載於一六三七年的《方法導論》),他決心將生命奉獻於真理的追求,並且開始系統性地質疑所有現存知識的可靠性,以期能夠在自明的第一原則之基礎上重建哲學。以不容置疑的事物——他自己的意識(*Cogito, ergo sum*,我思故我在)——為基礎,他期望建立清楚明確的原則,成為「人類心靈無從置疑的真理」。

就像後來所有「機械論」哲學家一樣,笛卡兒堅決認為應該以一個立基於真實的「新哲學」,取代「想像的」、「虛構的」的托勒密與亞里斯多德天文學:這個新哲學必須以遵從數學法則的運動粒子作為萬物的組成元素。邏輯上,必須把萬物分成兩個截然不同的範疇:物質,亦即「廣延」(包括身體),與心靈。除了天使等超自然存有,人類是唯一擁有意識心靈的生物；動物的行為則完全可以用物質與運動加以解釋——牠們是構造精巧的機器或自動裝置，沒有意志、感受與意識。動物似乎也具有上述屬性的表象，則完全出於反射作用——在笛卡兒有關神經系統機械性理論的創見中，反射扮演重要的角色。

笛卡兒將心靈等同於非肉身的靈魂：這是人擁有意識、具有道德責任感，並且能夠永垂不朽的原因。雖然非物質性的心靈不能等同、或定位於某個固定空間（「廣延」），但他認為心靈在身體的棲所是松果體（pineal grand）——這是一個位於腦部中心的腺體。笛卡兒死後，也有醫生認為腦的其他部位——包括延腦（威利斯）、紋狀體（維爾森）與胼胝體（朗西斯）等——才是靈魂的真正居所。

雖然笛卡兒如此根本地重新思考哲學與醫學，但他從未針對心靈與身體如何互動的問題，提出令人滿意的答案。對生理學與形上學而言，他推斷松果體是心靈居所的說法，似乎只讓問題變得更為複雜。心靈並沒有因此而被認識得更清楚，反而像是寄居在機器裡的神祕幽魂——雖然比起他的身／心二元理論，他以激情作為心靈與身體中介的解釋，事實上已提供了更為整體的說明。其後許多有關瘋狂的思索，都把精神疾病歸因於心靈與腦部、或心靈與身體之間，複雜但又曖昧模糊的交互作用。在史威

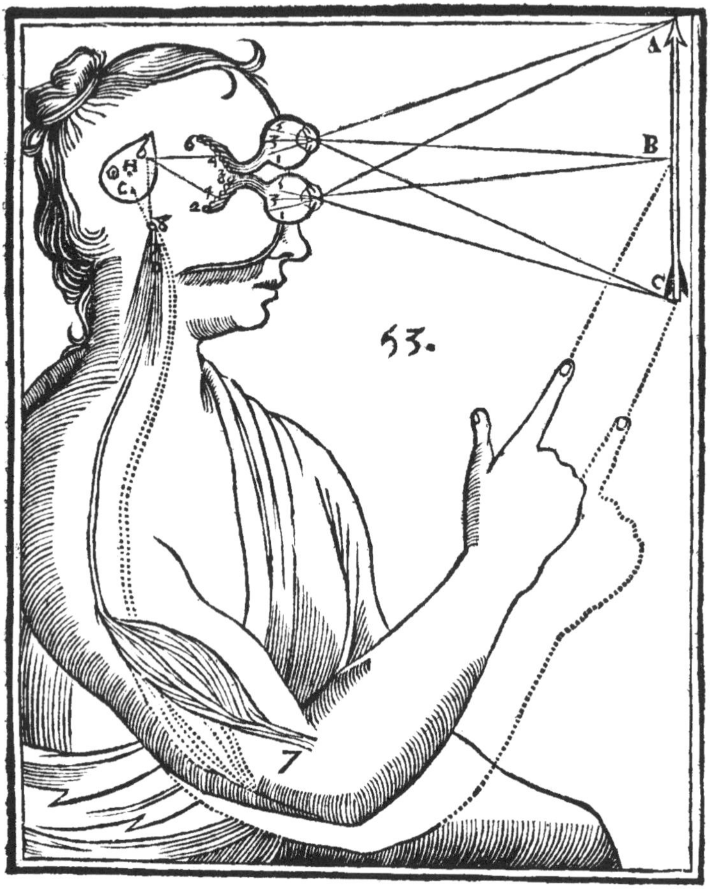

圖11｜笛卡兒認為位於大腦中央的松果體，是「想像與常識棲身之所」，確實的「靈魂的所在地」，並在其著作《人性論》（*De homine, 1662*）中繪製多幅插圖，解釋松果體的位置。

夫特與其他諷刺作家天馬行空的怪異想像裡，常常出現思維如何在經過松果體時被扭曲或脫序的情節。

因此整體而言，笛卡兒二元論帶來一個艱難的挑戰——這對瘋狂的醫學論述造成重要的影響，因為既然意識本質上與定義上是理性的存在，瘋狂就像一般身體疾病一樣，必然起因於身體，或腦部某些不穩定的連結。以這樣的方式被身體化的瘋狂不再起源於惡魔作祟，也不再威脅不滅靈魂的完整與救贖，而清楚地成為哲學與醫學探索的合理對象。

笛卡兒自己雖然不是唯物主義者，然而他的學說還是激勵唯物主義者進一步否定，宇宙間除了物質之外還有其他存在形式的可能性。對於正統基督徒而言，最大的威脅來自霍布斯這類唯物主義者。霍布斯藉著從伽利略與笛卡兒得到的啟發，進一步闡揚機械論生理學、唯物主義與化約主義心理學等，令人震驚的理論。

霍布斯認為宇宙是一個物質的連續體，完全沒有所謂靈魂的存在，宇宙之上則是全能的上帝。知識只來自知覺印象，行為則是由運動的物理法則決定，立基於自我保存之上：事實上，情緒只是一種運動。從這種認為人類行為完全由外在感官刺激驅動的唯物主義理論來看，幻覺起因於腦部的狂熱運動狀態，這讓霍布斯可以駁斥有關靈魂與巫術的宗教信仰。甚至連宗教本身也可以被視為一種妄想。因此，瘋狂只是腦部機械構造缺陷造成的錯誤思維。

洛克在他的著作《人類理解論》（一六九〇）中，同樣批判柏拉圖與笛卡兒有關與生俱來的觀念與純粹理性等概念，認為所有意念都來自知覺印象（視、味、觸、聽與嗅覺）。心靈起初就像一張白紙，經過經驗與教育，才逐漸獲得知識並形成個人特質。錯誤的信念——包括對於「巫術」與「神怪」的信仰——都是意念錯誤連結的結果。因此，瘋狂並不是魔力作祟或體液失調的結果，它基本上是一種妄想狀態，一種認知的錯誤，而非意志或情感的誤謬。洛克解釋說：「瘋人把一些錯誤的意念連結在一起，由此形成錯誤的命題，但是從這個命題開始，他們卻有正確的論證與推理能力；相對地，白癡很少或從不形成命題，也很少論證與推理。」洛克的思想在啟蒙時期受到高度重視，從而為從世俗及心理學角度理解瘋狂的新取向提供了基礎。此外，他將妄想視為錯誤教育的結果這一看法，帶來了樂觀的期待：藉由再訓練，瘋人也可以正確地思考。

因此，在十七世紀哲學家的心靈理論中，理性的自我是確保心靈健全的基礎，瘋狂不再是惡魔作祟、體液甚或情感失調的結果，而是源於不理性。然而，即使理性被賦予如此重要的地位，精神的秩序與失序卻仍然是個難解的謎題。有趣的是，即使笛卡兒努力想要澄清身體與心靈間的關連，他的理論卻重新開啟了身／心互動之謎。十八世紀著名的醫生赫柏頓在談到歇斯底里時，就不願武斷地認定這個神祕多變疾病的根本病因，因為「對於身體與心靈之間複雜的連結與感應，我們仍然一無所知」。第六章中，我們將會看到後來的思想家如何處理這個難解而令人迷惑的困境。

4

愚人與愚行
Fools and Folly

想跟瘋子講道理是愚蠢的事。

——喬治・曼・伯魯斯，《論瘋狂》（一八二八）

烙印

每個社會都會認定某些人是瘋子：暫且不論那些具有嚴格臨床規範的情況，這種認定是社會整體作為的一部分，以標定某些與眾不同、不服從社會規範，甚或具有危險性的成員。如美國社會學家高夫曼所言，這樣的「烙印」是「無法被社會接受的個人之處境」。烙印與汙名化，在某些個人或團體身上投射低劣、令人厭惡與不名譽等評價，藉此把個人的憎惡感受解釋成他者具有令人憎惡的特質，把自己的恐懼解釋成他者的可怕。首先標定出某些差異，接著認定其低劣的本質，最後則會因為他們的異己性而責備這些「受害者」。

我們可以從心理學與人類學的角度說明推動這種妖魔化過程的力量。受某種深層，甚或無意識心理需求的驅使，我們會在自己與他者之間畫出界線，以建立世界的秩序。因此我們在內部成員與非內部成員、黑人與白人、本地人與外來者、同性戀與非同性戀、純潔與受汙染的心靈之間，做出某些截然的劃分。這種「他們與我們」的對立建構，藉著將被排斥者病理化，強化我們脆弱的自我認同與自我價值。

排斥病態的人可以維持我們是一個整體的幻覺。因此，疾病診斷成為一種有效的分類工具，醫學則是這個汙名化機制的一部分。可以想見，在這群因為認知上的種族隔離而被當作代罪羔羊流放的人們之中，「瘋人」一直是引人注目的一群。這樣將正常與瘋狂截然劃分的做法，驅動了自十七世紀開始將瘋人機構化的潮流（見本書第五章），並賦予其正當性。

聰明的愚人？

在一般俗民眼中，瘋狂就是瘋人看起來的那樣，藝術家與作家的作品則進一步強化了這樣的觀點。在笑話與戲劇中，瘋人被制式地描繪成怪異而不修邊幅的樣子，就像個「野人」似的，頭髮裡雜著稻草，衣衫襤褸或不得體，有時甚至只用一塊破布遮掩身體。許多傳統的藝術表現手法反覆灌輸著這樣的形象。就像妻子不貞的男人身上會長出角一樣，表現傻瓜的標準手法是在他們的額頭上加塊石頭，這就是所謂的「愚人石」：只要看到臉，就能知道這個角色智能上的缺陷。弄臣與舞台上的丑角藉著他們戴的帽子、身上掛的鈴鐺、背負的包袱，以及可笑的小丑服飾與木馬，同樣表現了傻瓜的形象。曾在伯利恆醫院住院的病患穿著類似的「制服」在路上流浪，他們獲准可以乞討維生，因而不斷有一些投機取巧、假裝自己是瘋子的正常乞丐——如《李爾王》中的艾德格——加入他們的行列。他們可能沿路歌唱以乞求晚餐，他們所唱的歌曲甚至被命名為「瘋人敘事曲」（Bedlam ballads）印行流傳：

我要對著天狼星咆哮
我要在清晨啼叫
我要追趕明月直至正午
我要讓她自天際隱沒

在有關瘋狂的文化中，「現實」與「象徵」不斷相互援引。這是個什麼樣的瘋狂世界啊，窮人必須裝瘋，只為了得到一丁點的食物！

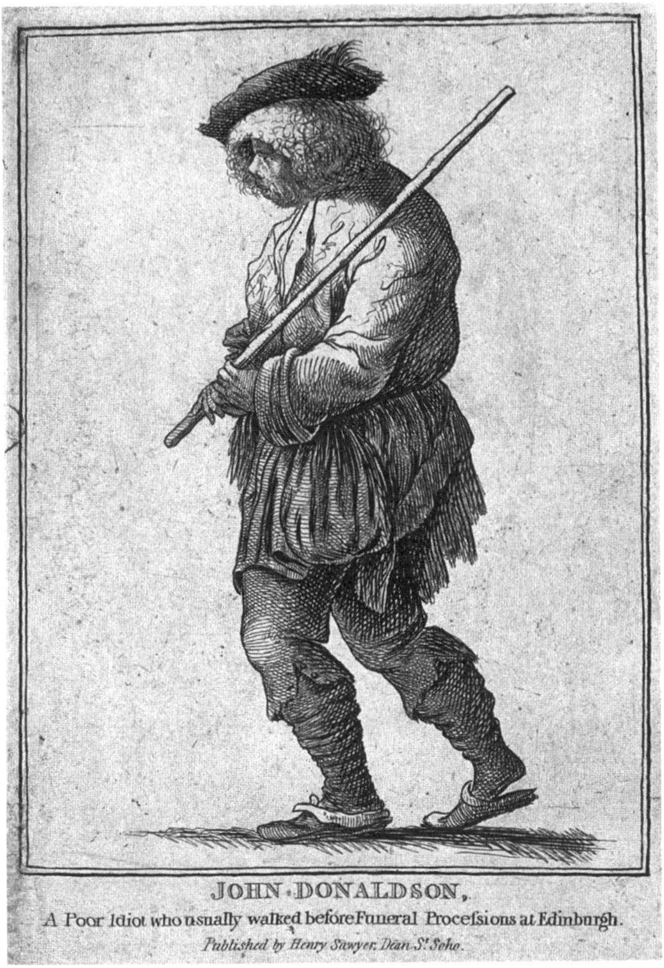
JOHN DONALDSON,
A Poor Idiot who usually walked before Funeral Proceſsions at Edinburgh.
Published by Henry Sawyer, Dean St. Soho.

圖 12｜唐納森（John Donaldson），十八世紀愛丁堡一個可憐的白癡，他總會走在出殯行列的前方。

某些刻板印象讓人們對於瘋狂有著強烈而持續的嚮往。除了第二章所提到的那些模式，例如傲慢的英雄被神懲罰而失去理性之外，希臘思想家還把神聖瘋狂的概念延伸到藝術家身上，認為他們受到神聖之「火」的激勵（inspired，字面上的意義就是「被靈力充滿」）與感動。比較著名的例子包括柏拉圖曾在《斐德羅》中談到詩人的「神聖狂亂」，還有一本冠以亞里斯多德之名的著作中談到黑膽汁天賦（melancholy genius）的概念，認為這些偏向黑膽汁體質的人，天生孤獨不豫的傾向會激發其想像力，使他們創造出具有原創性的作品。

文藝復興時期，費奇諾等人文主義者再次提倡類似的觀點；在那個時代裡，說一位詩人「瘋狂」是種讚美。當時的詩人德雷頓這樣稱讚過劇作家馬羅：

> 因為他仍然擁有美好的瘋狂，
> 那正是詩人的腦子必須擁有的特質。

莎士比亞在《仲夏夜之夢》中也提到「瘋人、戀人與詩人擁有最為熾熱的想像」，因此他如此描述創作：

詩人之眼在天地間瘋狂地游移，
當想像泉湧而來，
詩人的筆賦予未知事物形體，
賦予虛幻之物居所及名號。

王政復辟後，德萊頓的詩中也有類似的觀點：

偉大的智慧與瘋狂只有一線之隔。

作家伊芙琳在造訪被戲稱為「伯利恆學院」（Academy of Bedlam）之處時，發現其中一位住民「瘋狂地寫詩」。有一種常見的說法：作家被認為是個瘋子，瘋子則是為寫作狂躁（*cacoethes scribendi*）所苦。

文藝復興時期的藝術家在夢境或白日夢中受到幻想的啟發，並因此獲得美名。抑鬱與悲傷鼓動詩人的想像，特別是戲劇裡時常出現身著黑衣、陰沉抑鬱的反抗者；他們對世界抱持輕蔑不滿的態度，雖然危險，卻對世情有著非凡的洞見。對於墓地裡的哈姆雷特，或是《皆大歡喜》亞登森林中的賈奎斯而言，他們會在冥想的悲傷中品嚐苦樂參半的世情：賈奎斯樂於從「石頭」中吸吮「憂鬱」。同樣的觀點也出現在十八世紀湯馬斯．格雷的《墓畔哀歌》。面對生老病死，面對命運的捉弄與時間無情地流逝，人們對於生命的無常除了超然的悲傷，還能有什麼樣的感懷呢？這正是柏頓《抑鬱的解剖》一書的要旨：

當我獨自沉思，
懷想形形色色已知的事物，
當我沉湎空中樓閣，
無憂亦無懼，
用美好的幻想麻痺自己，
時間飛逝，
我的快樂竟是如此愚蠢，
只有抑鬱如此甜美真實。

對於柏頓而言，生活在這個卑賤的世界，身邊環繞著暴君、守財奴、竊賊、造謠者、通姦犯，還有各色惡劣愚蠢之人，是一件令人抑鬱的事。因此他以「小德謨克利特」作為自己的筆名，應和著這位希臘哲學家深感人類可笑又復可憐因而選擇遁世的情操。生命，是一齣黑色喜劇。

在這個瘋狂的世界中，「傻瓜」或笨蛋是唯一清醒的人，這是人文主義者鍾愛的悖說。伊拉斯謨《愚神禮讚》（一五一一）中愚笨的女主人翁沉浸在自己的世界裡，不加思索地說出人生的智慧；《李爾王》裡的弄臣與《第十二夜》裡的費斯特在看似沒有意義的歌謠中，闡述不被嚴肅論述與邏輯認可的幽暗真理。「我究竟知道什麼？」提出這個懷疑論問題的十六世紀法國散文家蒙田認為，全世界都瘋了，或至少在被逐出天國之後，人類一直都生活在理性淪喪、激情毒害的威脅之中。

乘坐這艘愚人船，生活在這個混亂的世界，追求學識的人是瘋子，渴望智慧（用湯馬斯．格雷的話來說）則是一種愚蠢的想法，就如《使徒行傳》所警告的，「你的學問太大、反叫你癲狂了」。塞萬提斯在《唐吉軻德》中，解釋他那西班牙貴族的主人翁如何開始挑戰風車的志業：

這位紳士在無所事事之時（事實上幾乎整年如此），沉湎於閱讀宣揚騎士精神的書籍；他如此沉醉，以致忘了狩獵，也忘了管理自己的莊園。

顯然唐吉軻德早該留心柏頓的警告：不要孤獨，不要懶散。

因此，在現代早期，瘋狂披上各種不同的外衣，同時體現多方面的複雜意義：道德與醫學、負面與正面，以及宗教與世俗。人類畢竟是一種具有「雙重性格」的生物，擁有分裂的自我，部分是天使，部分是野獸，但無論如何都是處於某種沉淪的狀態中——難怪他們的自負虛榮會受瘋狂嘲諷。

智人（homo sapiens）與瘋人或傻子往往是一體的兩面，柏頓宣稱：「我們都曾瘋狂。」（*semel insanivimus omnes.*）我們都瘋了，這樣的謎團與矛盾體現在伯利恆醫院的雙重面貌之中——它是一棟位於倫敦近郊的機構，同時也是一種「瘋人院」（Bedlam）的形象。自從這座「學院」開放給訪客參觀，神志正常的人與瘋人有了面對面的機會，於是出現了一個有趣的場景：誰能區分二者的不同呢？對於批評者而言，讓伯利恆醫院如倫敦塔的動物園一樣，成為「倫敦參訪行程」之一，是令人髮指的醜惡作為：在人類動物園或畸形秀中展示異己者，只是為了滿足無恥的偷窺欲望。這樣的醜惡做法呈現在許多

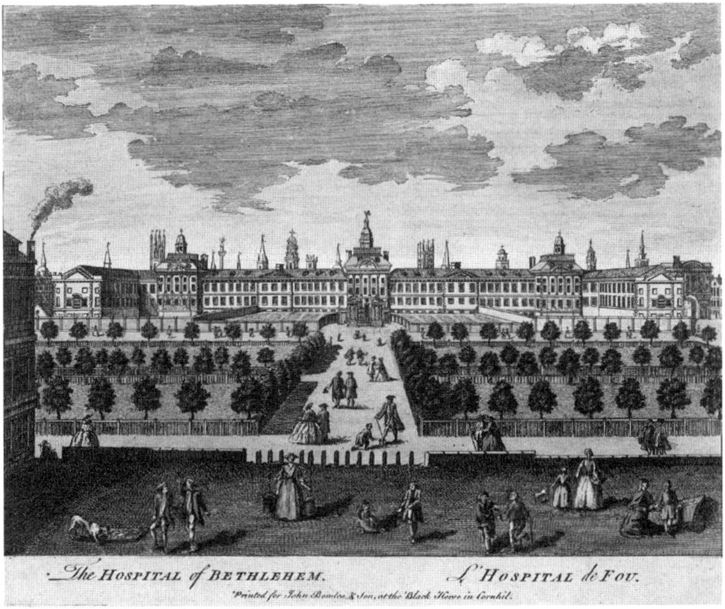

圖 13｜摩菲德（Moorfileds）的伯利恆醫院。圖中這棟建築物是一六七五到一六七六年於倫敦北方的摩菲德重建，設計者為自然哲學家虎克（Robert Hooke）。其宏偉外觀經常成為嘲諷的對象。

諷刺畫中，特別是霍加斯（一六九七～一七六四）系列畫作《浪子生涯》的最後一幕，兩位穿著入時的女性遊客（或許她們是高級妓女？）在關著瘋狂君王的病室前駐足：誰才真的瘋了呢？

至少在官方說法上，瘋人院裡的瘋人是具有教化功能的場景，他們是最好的題材，可以讓仍享有自由的社會大眾了解激情、邪惡與罪行所必須付出的慘痛代價。一七五三年，有本雜誌這麼寫道，「世上再沒有其他地方可以如這所悲慘的學校一樣，讓我們了解這麼多道理。在這裡，我們可以看到地球上最有能力的理性生物，變得比在地上爬的螻蟻還要卑微；這樣的場景讓我們學會謙卑，讓我們知道必須節制自己的傲慢。」若是不知自我控制，誰有把握絕對不會陷入瘋狂的深淵呢？事實上，如一些批評者常說的，我們很難區分訪客與病人，甚至認為瘋人院裡的瘋子比瘋人院外的普通人更為自由與幸運（腦袋也因此更為清楚）。新聞工作者渥德在一篇據稱是參訪瘋人院的文章中，如此描繪其中的一位病人：

（他）憤怒地斥責英王政府，我告訴他這麼做觸犯了不忠的罪名，應當被判絞刑。他說：「你是個白癡啊，我們瘋人就是擁有說出真心話的特權……你可以說

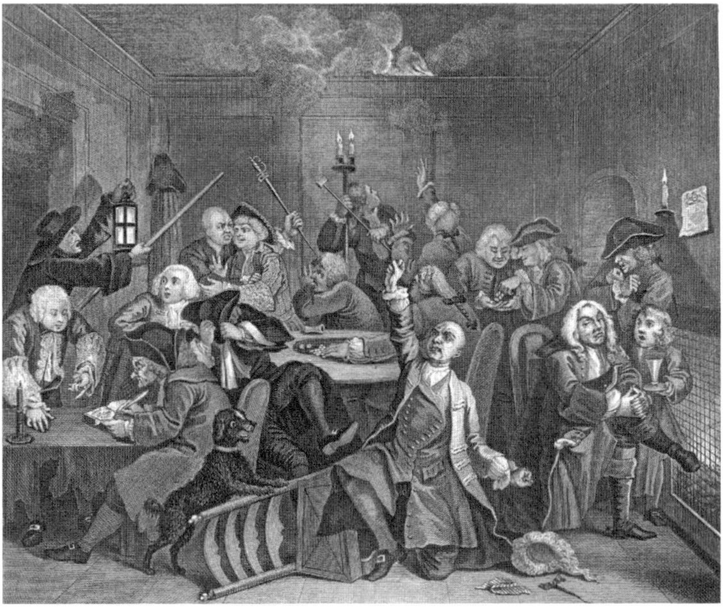

圖 14｜霍加斯《浪子生涯》系列作品其中一幅。畫面正中央的就是雷克威爾。他賭光了所有的財產，踢倒椅子跪在地上，神情激動，連假髮都掉了下來，一旁還有隻狗對著他吠叫。牆壁冒出的火光象徵雷克威爾即將瘋狂。

任何你想說的話，沒有人會因此對你怎麼樣。在外面的世界，真理一再受到迫害，因此它只好來這裡尋求庇護。在這裡，真理就像是進了教堂的無賴，或是進了修道院的妓女一樣安全。在這裡，我想怎樣就怎樣，你是絕對不敢的啦。」

《浪子生涯》一系列的畫作一點一點地呈現出瘋狂典型的歷程。在最初幾幅畫裡，主人翁雷克威爾沉迷於飲酒、賭博與嫖妓，把父親留下來以及藉著婚姻得到的財產揮霍殆盡。最終，他失去理智，變得如野獸一般，赤裸躺在瘋人院的地上，身邊圍繞著其他瘋子：一個瘋狂的愛戀者（長久以來，「相思病」一直是瘋狂的一種形式），一個瘋主教，一個瘋國王（是王位的覬覦者嗎？他戴著假珠寶，拿著假權杖，坐在被當作王座的便桶上），一個天主教的狂熱者，一個瘋裁縫，還有一個自以為是天文學家的瘋子，拿著用紙捲成的「望遠鏡」，呆呆凝視著天花板。

瘋人就是這個樣子嗎？顯然這不是霍加斯畫作所想表達的重點：他想說的是大不列顛。事實上，畫中的牆上掛著一位瘋狂藝術家（是霍加斯本人嗎？）畫下的這個王國的貨幣，邊緣刻有「不列顛，一七六三」的字樣。因此，霍加斯假裝刻畫瘋人院的作品，事實上是在描繪英國。他作品的寓意並非在嘲笑瘋人，而放過所謂的正常人；

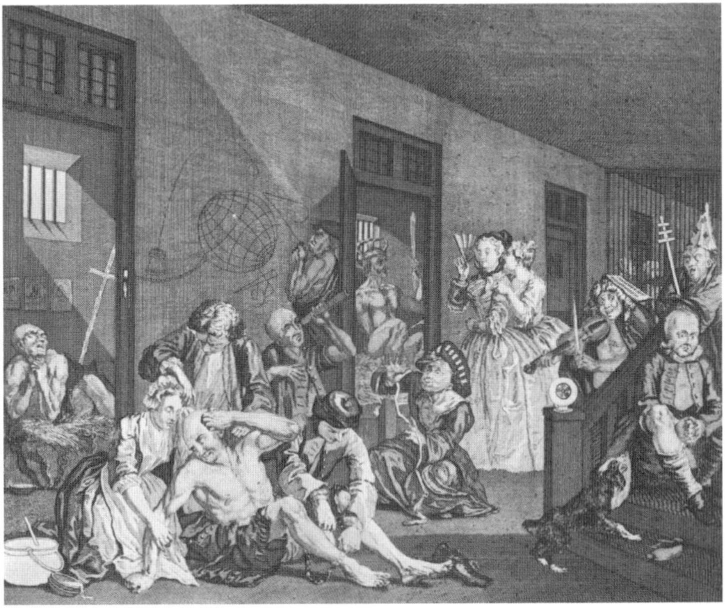

圖15｜霍加斯《浪子生涯》系列畫作中的第八幅。此時的雷克威爾已經瘋了，他坐在伯利恆醫院的長廊上，用手抓自己的頭，這是躁狂患者典型的姿勢。他的愛慕者莎拉・楊（Sarah Young）因著這樣的慘況哭泣，兩名看護正把鐵鏈綁在他的腳上。周圍則是其他的瘋人。

他是讓觀賞這幅畫的人看到鏡中的自己：瘋的是我們。或是用浸禮會教友特里昂帶有道德訓誨意味的話來說，「這世界不過是一間大型瘋人院，其中，那些瘋得比較嚴重的人，把還保有一點清醒的人關了起來。」

這些有關瘋人國王的玩笑戲謔很快就有了現實版：一七八八年，喬治三世的瘋病為吉爾雷之流的諷刺作家與漫畫家提供了絕佳的機會，讓他們可以點出權力的瘋狂性格。此外，政治家柏克的強迫性格也讓大家認為他是個真正的瘋子，吉朋就曾嘲諷地說，柏克是「我所見過最會雄辯的瘋子」。柏克的輝格同黨福克斯也受到類似的諷刺：他不修邊幅的外表、政治立場的輕率轉變，以及對於法國大革命的熱衷，讓漫畫家將他描繪成一個失去理智的角色。在一幅版畫中，福克斯被關在瘋人院裡，從他頭上稻草編成的皇冠，以及手裡緊握的那根假權杖，可以看出他已被一些荒謬誇大的妄想攫取了心智。他強留住一位訪客，逼他聽自己的瘋言瘋語：「你難道不相信我已經完成我所有的心願嗎？」

失去光環的愚行

隨著瘋狂的醫療化、監禁瘋人的潮流，以及理性精神的發揚，對於「聰明的愚人」這個古老形象的嚮往，逐漸成為一種過時陳腐的想法。無論是他們吐露的謎樣真理，或是享有的歡愉自由，都不再具有以往的光環。這樣的轉變，可以從以下這篇信奉牛頓理論的羅賓森醫生於一七二〇年代撰寫的短文中清楚看出：

不久之前，一位非常博學而聰明的紳士嚴重背離自己的理性，認為自己變形為一匹木馬，並且要求前來探訪的朋友一定得騎在他的背上。我必須承認，任何一種我所精通的哲學都無法讓他放棄這個荒謬的想法；一直到他使用了大量的藥劑，我才讓他錯亂的神經恢復原有的運作，讓他看到自己的錯誤。

顯然地，木馬已經不重要了，它所蘊含的性自由也不再被認可。對於像羅賓森這樣的人來說，愚行不能吐露任何真理，沒有任何意義，甚至也不再令人發笑。他們需要的只是強效的通腸劑。

科學把瘋狂變成一種病態，療養院的興起則是以社會利益甚或瘋人自身利益之名，讓瘋狂詩人與作家受到被監禁的威脅；伊拉斯謨反諷與故弄玄虛式的文體所呈現的雙關戲謔——以愚行為師——不再受到認可。卡爾克瑟（一六三六～一六八三之後）是英國海軍部門的職員，曾是日記作家佩皮斯（一六三三～一七〇三）的下屬。受到部門內政治鬥爭的影響，卡爾克瑟的精神狀態日益變壞，一開始曾被監禁在一間私人療養院，後來則是住進伯利恆醫院，接受艾倫醫生的診治。在伯利恆醫院期間，他寫了許多首詩，並在一六七九年以《清明期》為名結集出版。這本書披著古老瘋狂詩文的外衣，追隨伊拉斯謨作為「愚人禮讚者」的傳統，以愚人特有的敏銳與自由，諷刺瘋狂的世界。然而，矛盾的是，卡爾克瑟並未堅守自己的信念，同時試圖否認作者本身作為瘋狂詩人的身分。這樣的曖昧顯現在某些相互矛盾的詩名：有一首詩名為〈詩人是瘋狂的〉，另一首卻又名為〈不是瘋人的詩人〉；此外，書名《清明期》也呈現了同樣的矛盾。

卡爾克瑟宣稱醫生才是真正的瘋子，而瘋人院裡的人心智健全；或者說，若不是因為他們所遭受的處置，本來應當是健全的：

擁有比醫生更多智慧的他說，
壓迫會讓一個智者瘋狂。

——這是一段指涉舊約所羅門的文字。卡爾克瑟為自己神智的清明辯護：他被誤認為瘋狂的特質，事實上是詩人的靈性：

事實上，
阿波羅比醫生更知道我腦子真正的情況：
我沒病，
這個庸醫，這個無知的蠢蛋，把我的詩句當成瘋人的話語。

但是艾倫醫生（在詩句裡被稱為「瘋狂的庸醫」）告訴他「除非他停止創作詩句，否則就無法出院」。這除了證明這位瘋狂庸醫的愚蠢，還能有任何意義嗎？因為寫詩既不是瘋狂的起因也不是瘋狂的症狀，而是有益的治療；難道阿波羅不正同時是詩神與療癒之神嗎？

在英國的文藝全盛期，瘋狂依然是創作者喜愛使用的隱喻。在史威夫特、波普，以及其他保皇黨詩人與批評家筆下，葛拉布街那些唯命是從的文人與「蠢蛋」所寫出的作品，都是精神失常的產物。他們沒有一絲天賦，因為他們創作的「靈感」不是來自上天的恩賜，是從他們的腸道冒出來的。他們備受稱讚的「靈感充滿」（afflatus），只是一種胃腸脹氣（flatulence）的症狀，這種症狀起因於生病的腸胃道，或是像波普所言，起因於「腦部的病態分泌物」。史威夫特在他的悲觀警句中宣稱，「神智的毀壞是靈力的產物」。換句話說，只有那些**假的**與**卑鄙的**拙劣詩人，才是精神不正常的人：真正的詩句源自健康的心靈。這位都柏林聖帕特里克大學的教務長，就以自己「與抑鬱（the spleen）絕緣」而自豪。

在這段時期的美學觀點中，偉大作家是神智正常的人，藝術家也不是空想家，而是擁有卓越技巧的工匠。瘋狂詩人其實已經失去了文字創作的權力。波普在《群愚史詩》中嘲諷亞里斯多德式的詩性抑鬱，他描寫葛拉布街潦倒文人的夢魇，他們在抑鬱的深淵中染上寫作狂躁，並為「噪音的力量」所苦。史威夫特筆下的主人翁不具英雄形象，《格列佛遊記》與《一個澡盆的故事》中不可信賴的第一人稱敘事主角都是絮絮不休的空談者，他們只注意自身，不斷地任意偏離主題，並且毫不自覺。

其中，《一個澡盆的故事》的主角有一個神智錯亂的心願，他希望自己能夠「憑空地寫作」。史威夫特的諷刺文學作品中認為，不奉國教者與那些自由思想家、科學家與計畫者都染上了瘋病，他在那本惡名昭彰的作品《一個小小的建議》（一七二九）中諷刺地建議，可以藉由把嬰兒當作晚餐的方法，一次解決愛爾蘭的經濟與人口問題。事實上，一個信仰洛克學說的瘋子，就可能從錯誤前提正確地推演出同樣的想法。

瘋狂與天才

彷彿接受了這樣的看法，理性時代的詩人一般不會為自己披上瘋狂的外衣。當然，這個時代非常尊敬天才，但也認為天才是在於心智的平衡與健全。在夏普的《論天才》（一七五五）與愛德華．楊的《論原創性》（一七五九）中，兩位作者一方面讚揚原創性的可貴，一方面認為創造力源自健全的心理狀態，就像植物的生長與開花結果一樣。

到了浪漫主義時期，詩人們尊崇想像力是人類擁有最神聖的力量。其中，布萊克摒棄洛克的經驗主義心靈模式，認為那是一種太過機械論的想法；布萊克認為「藝術是生命之樹」。這位富有想像力的雕刻家與詩人以身為瘋狂藝術家為榮，他曾寫下一段夢境。詩人古柏——

來到我的夢中，並向我說：「噢！我一直都是瘋子。我絕對不會停止。你不能讓我真正發瘋嗎？……你維持著健康的狀態，然而卻像我們任何一人一樣瘋狂——甚至比我們都要瘋狂——瘋狂是逃離無神論者的避難所——逃離培根、牛頓、洛克等人的避難所。」

但是，布萊克這人是個例外。整個浪漫主義時期認為，詩人是人性的權衡，作家並非具有特殊的心理狀態，而是心智健全的人。事實上，蘭姆就曾寫過一篇文章，題名為〈真正天才的健全心智〉。

浪漫主義時期這種健康的、英雄的天才形象，被後來世紀末（*fin de siècle*）的退化主義（degenerationism）思潮大膽而魯莽地捨棄。巴黎的前衛派作家如福樓拜、波特萊爾、魏爾倫與蘭波等人，把精神異常與其他各種疾病（梅毒、結核）還有罪惡（酗酒、嗑藥）連結在一起，並且認為相對於布爾喬亞階級偏愛的優雅品味，真正的藝術源自病態：

或許藉著大麻、鴉片與酒精的協助，疾病與苦痛可以激勵並解放心靈，天才的創作必須在痛苦中錘鍊而成。

從精神醫學的觀點來看，義大利的犯罪學大師隆布羅索（一八三五～一九〇九）認為，藝術家與作家身為一種特殊的人種，事實上是一群精神不正常的人，甚或需要治療。同樣地，尼斯貝在他那本《天才的瘋狂》（一九〇〇）中，也諷刺性地列出許多「陷入瘋狂或趨近瘋狂的文人——史威夫特、塞繆爾·詹森、古柏、騷塞、雪萊、拜倫、坎貝爾、戈德史密斯、蘭姆、蘭德、盧梭、查特頓、帕斯卡、夏多布里昂、喬治桑、塔索、阿爾菲耶里、愛倫坡」。

佛洛伊德則是以他自己的方式，把藝術視為一種神經症的表現，延續世紀末加諸於藝術的烙印。這令吳爾芙感到恐懼：若是精神分析學說被認可的話，無異敲響了小說家的喪鐘。後來，美國詩人龐德則是對大眾做出這樣的控訴：

> 長久以來，你們不斷地謀殺優秀的作家，你們不是逼他們發瘋，就是對他們的自殺視若無睹，或是寬恕他們嗑藥的惡習，然後開始談論天才與瘋狂的關係，但是我不願意讓自己發瘋來取悅你們。

某些具有創造力的文人或藝術家，如亞陶、尼金斯基、吳爾芙、普拉斯、塞克斯頓等人，他們的精神崩潰（有時接著自殺）進一步激發有關瘋狂／天才的爭論。在給朋友的書信中，吳爾芙寫道：「我可以向你保證，瘋狂是可怕的經驗，不要對它嗤之以鼻。在它爆發的熔岩中，我還是可以看到我所寫下的大部分事物。它在一個人腦中迸發出的每一件事物，都是成形且完全的，而不像在神智正常狀況下那樣一點一滴進行。」在我們的時代，從躁鬱症專家傑米森的《瘋狂天才：藝術家的躁鬱之心》（一九九八；中文版：心靈工坊，二〇〇二），以及神經學家奧立佛・薩克斯的著作看來，有關「具有創造力的疾病」的爭議仍未平息。

神經質

同時，文化上有關抑鬱的刻板形象也發生許多轉變。雖然有些荒謬，但是隨著像布萊克默的《抑鬱的專論》（一七二五）[1]、切納的《英國病》（一七三三）等著作問世，神經質而自戀的體弱多病者成為啟蒙時期風行的形象。蘇格蘭人切納（一六七一～一七四三）所描述的「英國病」是憂鬱的一種形式，只出現在進步、富庶、競爭激烈國家的菁英階層身上：對於進步、財富與精緻生活的渴求，「富庶生活」帶來的享樂，以及過度的飲食與喝酒，讓他們付出沉重的代價。

無疑地，切納想到的是自己的「例子」，他的口腹之欲曾一度讓體重高達兩百公斤。切納注意到「**偉大的智者**通常也是個偉大的**美食家**，或至少是個**講究品味**的人」。如果要成為一個傑出的人，必須能夠享受來自酒與食物的刺激，那就難怪神經會受到損害了。

1 譯註：本書書名為 *Treatise of the Spleen and Vapors*，spleen, vapors, hypochondria / hyp, hysteria等字，字面上的意義或字源分別是「脾臟」、「蒸氣」、「橫膈下」（意即「上腹部」區域）、「子宮」。古典醫學理論認為抑鬱症（melancholia）起因自體液鬱積在上腹部的肝或脾等器官，其所蒸發的氣體上升至腦部或發散至全身各部位，因而引起各種精神與身體症狀。女性則是由於子宮在體內遊走，阻礙體液的通道，也會引起同樣的結果。引申此意，這些字後來成為疾病名稱，用以指涉一些不若melancholia（伴隨妄想）嚴重的輕型病症。患者可能鬱鬱寡歡，暴躁易怒，身體時常苦於一些不明原因的病痛，但未出現妄想或幻覺。其所包含的範圍可能包括後來的神經症、輕型精神疾病，以及現在的憂鬱與焦慮症。這些字後來在精神醫學的發展，可見下文所述，hysteria的診斷一直沿用到二十世紀下半葉，hypochondriasis則被用來特指一種認為自己罹患某種疾病的固著意念與恐懼，亦即「慮病症」。在本書的翻譯中，將就其前後文脈絡，有時選擇以原文表示，有時翻成「抑鬱」或「憂鬱」，有時則翻成「慮病」（hypochondriac）或歇斯底里（hysteria），但都會附上原文以利讀者判斷，並且必須注意它們在不同時代所代表的不同意義。

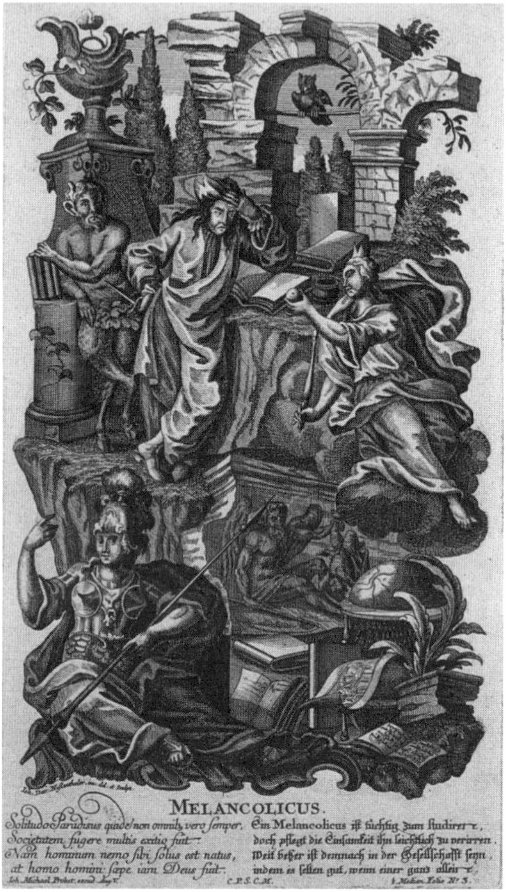
MELANCOLICUS.
Solitudo Paradisus quidē non omnib, vero semper,
Societatem fugere multis exitio fuit.
Nam hominum nemo sibi solus est natus,
at homo homini sæpe iam Deus fuit.
Ein Melancolicus ist tüchtig zum studiren x,
doch pflegt die Einsamkeit ihn leichtlich zu verirren.
Weit besser ist demnach in der Gesellschafft seyn,
indem es selten gut, wenn einer gantz allein x.
C.P.S.C.M.

圖16｜一位憂鬱的學者，身旁圍繞許多象徵抑鬱氣質的神話人物。畫中的學者一把刀拿在身後，面前則有一位拿著蘋果（知識之果）的女神。左下角那位是智慧女神米納娃（Minerva），圖上方有一隻貓頭鷹，那是智慧女神的標記。智慧的代價是抑鬱。

切納認為，那些擁有敏銳感受與腦部活動過度活躍的心靈，無論他們的特質是上天的恩賜或詛咒，特別容易受到這個疾病的侵襲，進而影響到他們的感受力。那些精神高度緊張的人以令人暈眩的高速沉淪。為了逃離「焦慮」與「憂慮」，他們不斷尋求轉移的方法以釋放自身的緊張狀態。「聚會、音樂會、戲劇、玩牌，還有擲骰遊戲」，無一不損害他們的健康。太諷刺了（或該說是天理？），社會與文藝的菁英，這些具有良好天賦的人，比較容易罹患這個疾病：就像抑鬱曾一度是「大臣的紋章」一般，如今只有粗魯的農人可以免於這個疾病帶來的苦痛。

荷蘭裔的醫生與諷刺作家曼德維爾，在其著作《慮病與歇斯底里的專論》（一七三〇）中，藉著虛擬一位醫生與一位患病紳士的對話，檢視當時菁英階層喜好賣弄的抑鬱症。其中，這位紳士解釋自己如何在閱讀了許多討論疾病的文章後，出現慮病（hypochondria）的症狀。

如當時巴斯知名的醫生阿戴爾於一七九〇年所言：

> 三十多年前，我博學而聰明的老師威特醫生，愛丁堡大學的醫學教授，出版了一篇有關神經疾病的論文。在這本書出版之前，上流社會那些人完全不知道他們

身上有神經這樣東西。但是我認識的一位上流社會的醫生曾看過這本書。當他的病人詢問他們身體不適的原因與本質時，他時常感到困擾，不知如何回答。當他讀到這本書時，立刻解決了這個難題：「夫人，妳是神經質（nervous）！」這個解答實在完美，這個字變成一種流行語，而 spleen、vapors、hyp 這些字很快就被遺忘了。

從十八世紀開始，上流社會持續地賦予這類「神經疾病」（the vapours，the spleen，以及不再被認為是源自子宮而是源自神經系統的 hysteria）豐富的社會意義。罹患這些疾病意味著具有細緻的感受力，只有氣質優雅的人才會受其困擾，因此成為一種社會地位的象徵。包斯威爾以 The Hypochondriack 為筆名在報紙的專欄寫到，像他這樣苦於病痛的人，若是知道自己的病痛同時也是一種社會地位的象徵，或許可以獲得一些安慰。包斯威爾很容易掉入憂鬱（black dog）的深淵，又時常為了自認過於「豐富的想像力」而感到焦慮，他的良師益友詹森認為他是頭蠢驢，老是為了一些無意義的瑣事煩惱。不久後，喬治三世也堅稱自己沒有「發瘋，而只是神經質」。

在往後的歷史中，抑鬱不斷地以各種不同的形式成為社會的風潮。維多利亞時期，大西洋兩岸上流社會的紳士名媛時常苦於慮病症（hypochondria，以男性為主）或歇斯底里（hysteria，女性為主）。到了十九世紀末，罹患「神經衰弱」（neurasthenic）成為一種時尚，其風行的程度就如不久前在曼哈頓上流社會圈中，若是不找個有名氣的精神科醫師進行「無法終止的分析」，就會覺得丟臉一樣。無論在歐洲或美國，服務神經崩潰的有錢人之私人「神經」診所、水療院與礦泉療養所如雨後春筍般興起，就像這個時期於阿爾卑斯山區大量設立的結核療養所一般。

傳統上，正如彌爾頓的《幽思者》（一六三二）與格林的《憂鬱》（*The Spleen*，一七三七）所描寫的，陰鬱天才所具有的迷人魔力是屬於男人的專利。晚近，隨著十九世紀中葉女性解放運動的進展，不知可說是種諷刺性的結果，或是對於這個運動的反彈，在文化的刻板印象上，女性成為精神疾病主要的受害者；而且無論在監置性機構之內，或是之外，接受精神治療的女性人數都遠超過男性。沃斯通克拉夫特的自傳體小說發展出歌德式小說中瘋狂而／或受難的女主人翁典型；各種言情小說大量複製奧菲麗雅的形象，愛情受挫的年輕女性無法躲過歇斯底里的崩潰，淒美地結束年輕的生命；同時，勃朗特《簡愛》（一八四七）中的柏莎．梅森，這位第一任羅徹斯特夫人（一頭「穿著衣服的土狼」），則是小說中著名的女性躁症患者。因此，從維多利亞時期開始，無論是在精神醫學的專業著作，或是在大眾甚至女性自身的心目中，憂鬱、歇斯底里、自殺與自傷行為，都與女性形象緊密地連結在一起。最典型的例子就是佛洛伊德曾問：「女人究竟要什麼呢？」最終他得到了「陽具羨嫉」這個答案。在佛洛伊德時代極為常見的典型歇斯底里似乎已經消失，但是它或許變形為各種新的、主要影響對象為女性的精神疾病，例如厭食症、身體化疾患與暴食症。

愚人的形象或許也已隱沒，但是一開始的難題仍未得到解答：這世界瘋了嗎？或是如佛洛伊德在《文明及其不滿》（一九二六）所提出的問題：是文明本身讓人精神失常嗎？若文明社會本身就是個錯亂的社會，那麼它又有什麼權力可以將人判定為「瘋子」？據說，王政復辟時期的劇作家納撒尼爾．李在得知自己被判進入伯利恆醫院治療時，曾說：「他們說我瘋了，我說他們瘋了，該死的，他們人數比我多。」如今，這依然是個爭論不休的問題。

5

監禁瘋人
Locking up the Mad

療養院興起前

把瘋人監禁在專為他們設計的機構這樣的理論與實作開始得較遲。當然，這並不是說在此之前，瘋人未曾接受任何規範與控制。希臘與羅馬的法律都立法防止他們毀壞生命、身體與財產，而且把照護的責任託付給監護人。柏拉圖在《法篇》中就寫道：「一個人如果瘋了，不能不予以管制，而讓他在城市裡自由地生活，他的家人必須盡其可能地照顧他。」

在那個時代以及其後很長一段時間裡，瘋人的照護基本上是家庭的責任；日本一直到二十世紀都仍是如此。瘋得比較嚴重的人，必須被監置在家裡，危險性低一點的，則是可以比較自由地四處遊蕩。但即便如此，由於擔心他們身上的惡靈可能跑出來附身在其他人身上，瘋人一般會引起大家的恐懼，並受到排斥。

同樣地，在中古時期歐洲，家人必須為家中瘋人的行為負起責任，就像家長為小孩的行為負責一般；瘋人與「村裡的白癡」接受家庭的照護，這些照護有時妥當，有時則嫌不足甚至殘忍。有些瘋人被藏在地窖或豬舍，有些受到僕役的監管；有些則是被趕出家門，在道路遊蕩，乞食維生。對於一個家族而言，家中出了個瘋子是很大的恥辱，因為它意味著惡魔附身或是不良的血統。

中世紀晚期開始出現把瘋人聚在一起照護的機構，其經常是以宗教慈善之名設立。有時瘋人也會被囚禁在大眾捐助維持的高塔或地牢中。十四世紀晚期，一二四七年於倫敦設立的伯利恆聖瑪莉救濟院開始照護瘋人（伯利恆，Bethlehem，後來一直被稱為Bethlem或是Bedlam，引申為瘋人院的代名詞）。在此之前，法蘭德斯祀奉聖迪芙娜聖龕的赫爾村，已是一個以治療錯亂者聞名的地方。十五世紀的西班牙，以宗教捐獻設立的療養院也已在瓦倫西亞、薩拉哥薩、塞維亞、瓦拉多利德、托雷多與巴塞隆納等地運作（這或許是以西班牙的伊斯蘭醫院為範本）。

後來，宗教情操仍促成了許多療養機構的設立，十八世紀在利物浦、曼徹斯特、新堡與約克等地成立的療養院即是如此。在天主教國家中，通常是由義務的神職人員充任機構內監護病患的工作；許多國家一直到二十世紀，仍是由神職人員負責瘋人的監護與照顧工作。由於教派的差異，照護瘋人的方法也大相逕庭，且彼此競爭，就好像相互競爭的教育系統一樣：即使在「現代」荷蘭，一直到十九世紀最後的二十五年，都還分別設立了喀爾文教派與天主教的療養院。

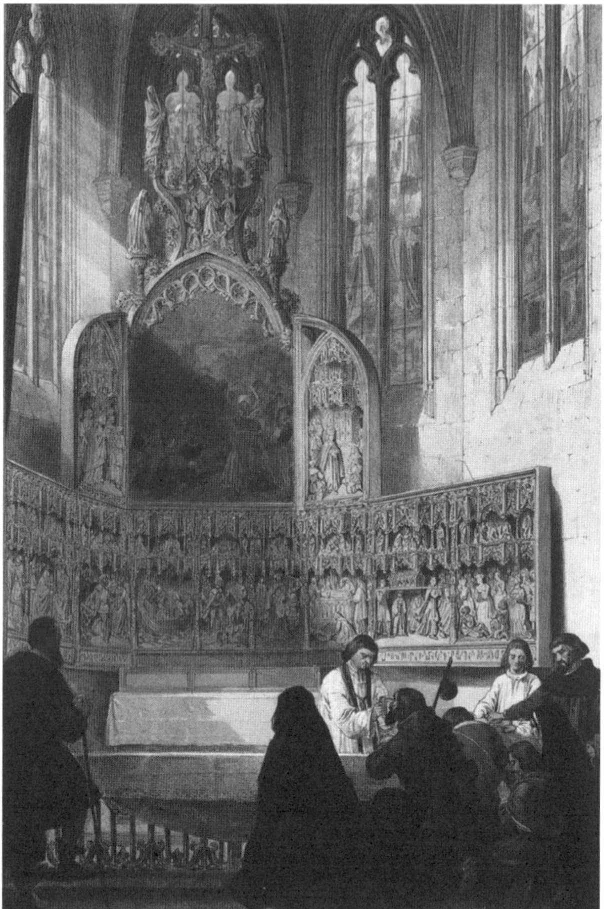

圖17｜這幅十九世紀版畫，呈現朝聖者在赫爾村祀奉聖迪芙娜的小禮拜堂內恭領聖餐的情形。從中世紀起，赫爾村聖壇就以治療瘋人與智能缺陷者聞名。十九世紀仿哈夫（I. Haghe）之作。

大監禁？

國家與國家政策也在瘋人的監護上扮演一定的角色。一九六〇年代，傅柯提出他著名的論證，認為以路易十四時代法國為典型的專制政治興起，在全歐洲掀起的一波針對瘋人與窮人的「大監禁」，是一場「盲目壓抑」的運動。那些在法律與社會秩序下會導致反感的分子，那些被認為「不理性」的遊手好閒之徒，全面遭到監禁隔離。這些被視為不理性者包括了窮人、犯了輕罪的罪犯、好吃懶做的人、流浪漢，尤其是乞丐；但在象徵意義上最重要的對象還是瘋人與白癡。到了一六六〇年代，光是巴黎的收容總署（Hôpital Général）就監置了六千多名這類不良分子，法國各省也很快地紛紛設立類似的收容所。傅柯還指出，各國都設立了類似機構處置這些麻煩製造者，其目的並不是為了**治療**，而是作為一種管理**治安**的手段，一種國家監管的舉動，例如德國城市的拘留所（*Zuchthäuser*）、英國的貧民習藝所（workhouse）與感化院（bridewell）。

傅柯認為，「大監禁」不只是空間上的隔離，它也代表對於瘋狂的貶抑。在此之前，瘋人，無論是神聖的愚人、女巫或是被附身的人，他們具有一種特別的力量與魅力；而傻瓜與笨人享有言談的自由，可以盡情嘲弄社會地位比他們高的人。然而，當瘋人被關入了機構，瘋狂就被剝奪這些特質，成為一種負面、失去人性的形象。傅柯總結說，難怪人們覺得瘋人院中的瘋人就像是關在獸欄中的野獸，也以對待野獸的方式對待他們：他們既然沒有理性，沒有人之所以為人的特質，那麼他們與野獸又有什麼不同呢？

雖然傅柯的詮釋具有若干可信度，但仍太過簡化與空泛。除了法國，我們並沒有在十七世紀其他國家看到監禁瘋人機構突然增多的情形。無疑，這並不是解決問題的唯一方法。不同國家與行政區有不同的做法。專制時代的法國，確實採用中央集權方式處置這些「不理性」的人。從「太陽王」路易十四統治的時代開始，民政單位必須負責提供照護貧困瘋人的機構（後來在拿破崙法典中，則是由地方行政長官負責）。家屬只要從皇家官員手中得到國王密令，就可以合法監禁發瘋的家人，剝奪他一切法定的權利。

相對地，在一八五〇年之前，俄羅斯境內幾乎沒有任何官方設立的瘋人收容所，多半將需要監禁的瘋人收容在修道院。幅員遼闊的歐洲農村只有少數瘋人被送進精神醫療機構。十九世紀末，葡萄牙全境只有兩間療養院就已足敷所需，住院人數不過六百人左右。

即使在先進的英國，官方主導的瘋人隔離措施也出現得頗遲，未有如傅柯所述「大監禁」的歷史。直到一八〇八年，國會法案才通過以政府資金補助療養院的設立與運作，一八四五年才要求各郡必須設立療養院，此舉甚至招致許多異議，認為這是一種浪費，或有侵犯自由的可能。（而在當時，威爾斯全境沒有任何一間療養院。）一八〇〇年，在一個總人口將近一千萬的國家中，只有不到五千人被監禁在專門收治瘋人的療養院——雖然在貧民習藝所、感化院與監獄中可能也有相近數量的瘋人。看來，當時的國會與資產階級並不認為「不理性」是一個可怕的威脅。

在歐洲城市與北美，療養院的興起與其說是國家的作為，不如說是商業與專業社會的副產品。財富的積累鼓勵富人以金錢購買文化、教育與醫療等，之前在家便可得到的服務。私立瘋人院的業主試圖勸服大眾，讓他們相信隔離監置有助於瘋狂的治療。一八〇〇年，英國被監禁的瘋人多半住在私人療養院中，這些療養院依市場經濟原則運作以求取利潤，在當時還被明白指稱為「瘋狂交易」（trade in lunacy）。直到一八五〇年，仍有超過半數被監置的瘋人收治在私人機構中。

這些私人療養院早期的歷史並不透明，因為它們非常注重隱私的維護：瘋人的家屬一般不願其為人所知。英格蘭政府直到一七七四年才開始要求這些療養院必須申請核准，然而類似的療養機構早在十七世紀就已經存在了。當特勞瑟在一六五〇年代發瘋時，他的朋友把他送到格拉斯頓伯里一位專門收治瘋人的醫生那兒（見本書第二章）。王政復辟後，報紙上開始可以見到這類「私人宿所」（private houses）的廣告。到了一八〇〇年，已有將近五十間立案核准的私立瘋人院。

早期療養院大小形式不一，有些提供良好的照護，有些情況十分惡劣。一八〇〇年以前，沒有任何國家立法要求醫生的介入，而且由醫生管理的療養院也未必就有較好的品質。相應於喬治一世到四世的統治，伯利恆醫院的「蒙洛王朝」（由詹姆斯．蒙洛醫生交給其子約翰，約翰交給其子湯瑪斯，湯瑪斯再交給兒子愛德華），並未能讓這間機構免於守舊與腐敗——事實上，正好相反。某些勇於突破的機構是由外行人所領導的，其中最著名的當屬約克避靜院，對於醫療專業要求獨占精神醫療的主張而言，其所享有的盛名猶如芒刺在背。然而，從一八二〇年代開始通過一系列法案，首先要求公立療養院必須有醫生執行業務，之後並擴及到私人療養院。

某些早期的瘋人院規模極大，在倫敦郊區到市區東北部，幾間主要設立來收容窮人與陸海軍傷兵的療養院，收治人數都可達一、兩百人。某些療養院規模很小，

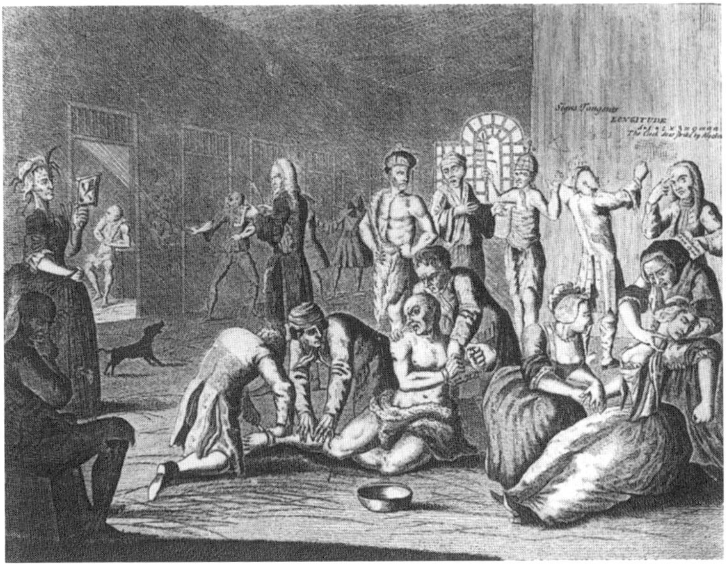

圖 18｜療養院中，看護正在約束一個半裸的病人，他的手腕已被鐵鏈綁住，身邊圍著其他瘋人。這幅版畫顯然呼應霍加斯的《浪子生涯》，可看出當時流行描繪瘋人院內的場景。此圖為鮑爾斯（T. Bowles）一七三五年的版畫。

例如柯頓醫生在聖奧爾本斯設立的療養院「Collegium Insanorum」，最多收治六個病人。這間療養院擁有舒適的環境，每個禮拜收費高達五基尼（英國舊金幣）——這是一個僕人一年的薪水，顯然其所收治的是社經地位較高的瘋人。一七九二年在薩塞克斯郡設立的泰斯赫斯特療養院，也是為有錢人提供豪華的精神醫療：病人可以帶自己的僕役，少數幾個特別病患住在一樓的單人病室，男性病患還可以參加狩獵。

傅柯主張，大監禁基本上是信奉中產階級工作倫理者，隔離監禁瘋狂窮人的作為。多爾納在他那本《瘋人與中產階級：瘋狂與精神醫學的社會史》（一九八一），也持同樣的看法。但在早期療養院中，很少看到有計畫的勞動，事實上，還有人批評那裡是懶人的巢穴。有事業心的療養院經營者自然會找尋上流社會的有錢客戶，這些人通常不被認為有親自勞動的必要。

因此，若是我們只從功能性與謀略的角度，輕率認定機構性精神醫學的興起是成長中的工業社會為了使自身運作更為平順，而採用的一種新獵巫或社會控制策略，是一種太過簡化的看法。與其把療養院的解決方式視為一種中央政策，不如把它看做是在一個服務業正興起的混合消費經濟體系中，各方之間就需求、權利與責任相互協商的場所。一般說來，一個病患的監禁（以及隨後的釋放）並不是官方命令的問題，而是家人、社區、地方官員、司法人員，以及醫療者之間相互協議的複雜產物。監禁瘋人可能出於各種不同的動機；家屬利用療養院的機率並不比國家低；法律可以滿足多方的利益。我們可在關於二十世紀非洲與拉丁美洲療養院的研究中，看到促成精神醫療機構設立的複雜利益妥協，而這種情形與喬治時期以及維多利亞早期的英格蘭十分類似。

療養院之間的品質也有很大的差異。改革者揭露許多療養院醜惡的內幕，其中充斥著腐敗與殘酷，以及披著治療外衣的鞭打與鐐銬；此外，如本書第七章所述，某種病患抗議文學也控訴著這些暴行。然而，仍有一些療養院給予病患極大的支持。詩人古柏在幾次自殺不成後精神完全失常，而在柯頓醫生位於聖奧爾本斯的療養院住了十八個月之久。在他的自傳中對於這間療養院沒有任何怨言，反而竭誠讚美醫生對他的照顧，以及對於他「權益的尊重與維護」。古柏甚至在離開時帶走一位工作人員，充當其私人僕役。一八一五年，一份呈下議院瘋人院委員會厚達數百頁的報告中給予某些療養院極大的讚賞，但也同時揭露出其他療養院殘酷貪婪的醜惡面貌。

精神醫學的溫床

私立瘋人院進行「瘋狂交易」，但它同時也是促成精神醫學發展成一門技藝與科學的溫床。療養院並不是為了精神醫學實作設立的機構；相反地，是先有療養院的存在，而後為了處理其中的病患，才有精神醫學的發展。在醫生與其他經營者於這類機構內就近處理瘋人，進而獲得豐富的經驗之前，有關瘋狂的想法仍只是非常抽象而純粹理論性的空談。長久以來，人們一直認為瘋人就像野獸一樣，必須以殘忍的方法馴服他們的獸性；僅有的治療與藥物，也就只有自遠古以來的那幾種：約束、放血、灌腸與催吐。然而，受到啟蒙時代樂觀氣氛的激勵，輔以療養院的實際經驗，精神醫療實作開始有了改變。設計與管理良好的療養院可以恢復瘋人的健康成為當時普遍的主張，經驗與革新則是推動者自詡的精神。

巴蒂（一七〇三～一七七六）是早期主張運用療養院作為治療機制的人士之一。他是倫敦新聖盧克療養院的醫生，本身同時還擁有一間私人療養院。巴蒂於一七五〇年代坦承，一部分瘋人罹患的是「本質性瘋狂」，這種疾病就像原罪一樣，是無法治療的。然而，更多瘋人罹患的是「繼發性瘋狂」，也就是說他們的瘋狂起因於某些事件，可以有不錯的預後。巴蒂和許多他的追隨者認為，若要達到最大的療效，就必須早期診斷與監禁（在瘋狂狀態變得更為確定之前），並且針對個人狀況設計各種治療方式。一般性療法，如伯利恆醫院每年春季為病患放血之類的治療，並沒有療效；外科與一些機械性處置也沒有多大益處；「醫藥」的功效遠不如「管理」。所謂的「管理」，指的是為個別病患設計的人際互動，用以治療其特定妄想與不良行為。巴蒂駁斥盛行於伯利恆等醫院的悲觀預期，而以啟蒙精神對治療抱持著樂觀的期待：「瘋狂……就像其他疾病一樣，也是一種可被處理的疾病。」

一八〇〇年前後幾十年間，在療養院的庇護性環境中進行個別治療的做法得到越來越多的支持。在英格蘭，如阿諾德（一七四二～一八一六）、考克斯（一七六二～一八二二）與法蘭西斯．威利斯（一七一八～一八〇七，他曾於一七八八年被召去治療喬治三世）等人，都追隨巴蒂「管理比醫藥有效」的口號，開始嘗試以「道德管理」的方式治療瘋人。用這種方式，有經驗的治療師可以憑藉智慧，治癒患者發狂的心神。一位訪客就對威利斯位於林肯郡的瘋人院印象深刻：

> 所有你見到的農夫、園丁、打穀的人、蓋房子的工匠，以及其他各種勞動者，

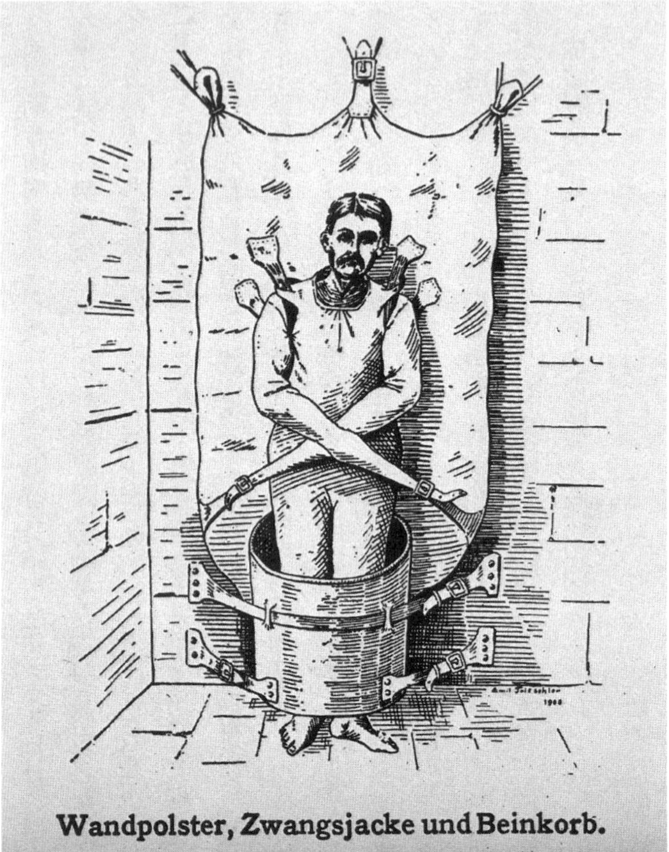

圖19｜一個穿著緊身約束衣的精神病患被固定在牆上，奇特的桶狀器材箍著他的腿，不讓其自由活動。當時發明了各式各樣的約束器材，大多數會造成副作用，因而引發後來的「不約束」運動。本圖翻拍自特里希勒（E. Tritschler）一九〇八年的版畫。

他們穿著黑色外套、白色背心、黑色絲製的褲子與長襪，每個人臉上都施了粉，燙著捲髮，顯得非常整潔。他們都是這位醫生的病人；在這間令人激賞的療養院中，整潔的服飾儀容與身體鍛鍊是其最主要的特徵，對於住進這間療養院的病患而言，健康與歡樂讓每一個人得以逐漸康復。

威利斯在被召喚去治療喬治三世時，除了使用灼傷法等傳統治療，還輔以心理威嚇、道德強化與直視（以達到對其心理上的宰制）等方法。最終，喬治三世逐漸康復，國家危機解除。然而，現今認為喬治罹患的是急性間歇性紫質症（一種遺傳性代謝疾病，會引起慢性疼痛與譫妄），他的康復其實是病程的自然緩解。

不久後，約克避靜院發展出「道德療法」，強調在一個以家庭為藍圖設計的環境之中，藉著社區生活重建病患的行為。當時，作為慈善機構的約克療養院深陷醜聞之中。為了改善此情況，當地貴格派社區在茶商圖克的領導下成立避靜院，以提供另一個選擇，並於一七九六年開始運作。避靜院內生活的安排以理想中產階級家庭生活為原型，盡可能避免使用身體約束。病人與工作人員住在一起，一同工作與用餐，藉著讚美、責備、獎賞與懲罰，鼓勵病患恢復健康，並達到恢復自我控制能力的目的。圖克的孫子塞穆爾在他寫的《避靜院略誌》（一八一三）中指出，避靜院一開始曾嘗試使用醫藥療法，但沒什麼效果；於是，他們放棄「醫藥」，改採「道德」療法，在家庭式的氣氛中，以仁慈、溫柔、理性與人性治療病患——並得到極佳的療效。

其他地方也有類似的發展。在啟蒙時代晚期的佛羅倫斯，齊奧魯奇（一七五九～一八二〇）醫生（本書第六章會進一步討論）反對監管、醫藥與約束等方法，倡導把病患視為人的治療方式：「把病患視為人並加以尊重，是最重要的道德義務與醫療責任。」但最廣為人知的，還是皮內爾（一七四五～一八二六）醫生在巴黎薩爾佩特里埃與比塞特爾療養院推動的改革。受到法國大革命自由平等博愛精神的激勵，皮內爾於一七九三年象徵性地（或許是真正地）解除病患身上的鎖鏈。

皮內爾支持啟蒙的進步思維。如果瘋狂是精神疾病，就只能藉由精神療法治療。身體約束並沒有任何效果，甚至只是治療者偷懶取巧的方法，還會激怒病患。治療必須穿透病患的心理。

在恐怖統治時代，巴黎一位裁縫公開反對處決路易十六。他誤解了一段無意中聽到的對話，因而深信自己即將被送上斷頭台，這個妄想越來越固著，最後嚴重到必須住院。皮內爾以心理治療的精神設計了一套複雜的劇本：他請三位醫生裝扮成法官的

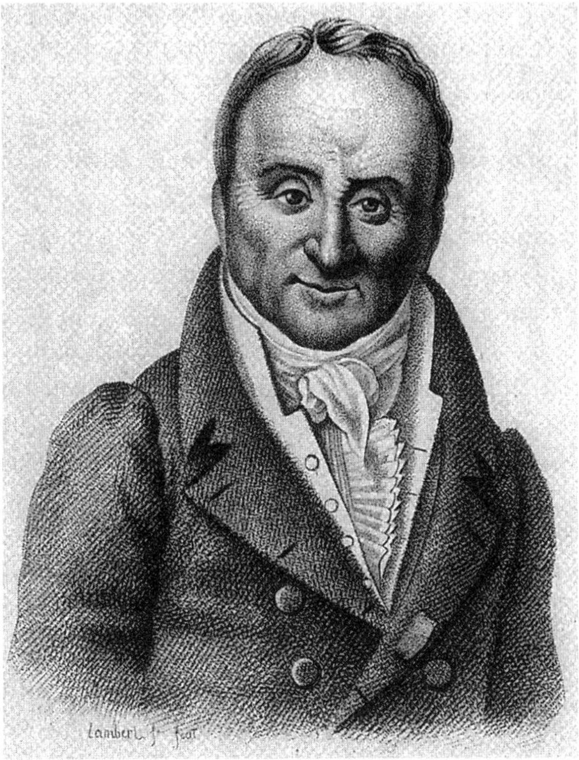

圖20｜皮內爾，巴黎大革命時期道德療法的先驅，據說他解開了薩爾佩特里埃與比塞特爾療養院病患身上的鎖鏈。一八一〇年仿梅瑞米（Mme Mérimée）畫作製成的版畫。

樣子，來到這個裁縫面前。調查團佯稱代表革命議會，最終裁決他的愛國心不應受到懲罰，「宣告無罪釋放」。皮內爾寫道，這場模擬審判立刻就讓這個病人的症狀消失了。

圖克與皮內爾這些推動道德療法的改革者認為，瘋狂導因於患者內在、理性秩序的崩潰，必須重建他們的道德與心理官能，讓內在的自我控制取代外在的強制。精神醫學必須重振他們的理性或良知。要達到此一目的，療養院的封閉環境是最適合的場所。

這些改革理想正呼應了革命時代社會政治上瀰漫的樂觀氣氛。革新主義者希望能夠徹底掃除舊時代瘋人院的遺跡。像伯利恆這樣的醫院有如黑暗的牢獄，充斥著壓迫、殘酷的虐待，以及永無止境的監禁，一定得進行徹底的革新。下議院委員會的調查就發現有一位名叫諾里斯的病患，在那裡被殘忍地監禁多年：

> 一個粗鐵環套在他的脖子上，以一根短鐵鏈連到另一個鐵環，而這個鐵環則又套在一根釘在牆上超過六呎高的粗大鐵棒，只能上下地滑動。一根兩英寸寬的鐵條固定他的身體，鐵條兩端各突出一個環形，正好箍住他的手臂，讓它們無法伸展。

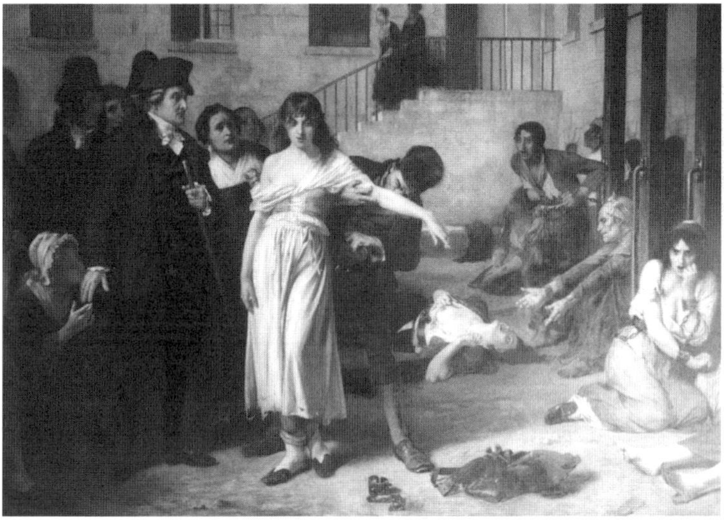

圖21｜此圖描繪出皮內爾於一七九五年在巴黎解開薩爾佩特里埃療養院病患鎖鍊的場景。

伯利恆醫院的湯瑪斯・蒙洛醫生告訴委員會，這種野蠻的鐐銬「只適用於窮困的瘋人，紳士不會喜歡受到如此的待遇」；而他的說法並無法讓人信服。相對地，圖克的《避靜院略志》提供了鮮明的改革模範。由於治療方式的人性與成效，道德療法在英格蘭得到了認可，如同皮內爾在法國獲得的待遇。

理想化的療養院

因此，批判的聲音並未廢除瘋人院，而是促成它的重生。把瘋人收治在機構不再只是遷就現實的權宜手段，而懷有遠大的理想。在法國，一八三八年頒布的法令進一步落實皮內爾的改革與拿破崙法典的要求，正式要求各省必須設立公立療養院，或是必須確保轄區內有足夠的精神醫療設施。它要求瘋人的認定必須由醫療官員執行，以避免不適當的監禁——雖然省長依然握有簽署監禁貧民的權力。此外，省長也被賦予視察療養院的權力。十二年後，比利時也通過類似的法律。

在英格蘭，即便有來自既有醫療利益的反對，仍完成了類似的改革計畫。某些把心智健全的人當作瘋人監禁起來的醜聞，促成一七七四年「瘋人院法」的通過。依照這部法令，私立瘋人院必須每年向地方官員申請核可，並訂定收治人數的上限；申請核可時，住院名冊必須確實登錄才能通過。同時，地方官員被賦予視察療養院的權力（在倫敦，負責視察的團體是皇家醫師協會下的一個委員會）。最重要的是，它對於瘋人的認定有了明確規定。因此，雖然地方官員依然握有監禁貧民的權力，但對其他人，必須有一位醫生的證明，才能合法地將其監禁。

改革持續進行。一八二八年通過的一系列法案，進一步落實一七七四年瘋人院法的精神，其中最重要的就是在倫敦成立「瘋人事務委員會」，而後推動到全國。這個委員會由一些終身制的督導組成（成員包括醫生與律師），他們握有起訴非法醫療行為以及否決執照核可的權力；他們也負有改善與標準化醫療照護的責任。這個委員會試圖確保任何一項不人道的虐待手段得以根絕，例如要求所有病人的約束都必須明確記載，就是他們努力的成果之一。

防止不適當監禁的措施繼續推展。一八九〇年通過了一項重要法案，要求所有病患的監禁都必須有**兩位**醫生的鑑定認可。這些法律上的嚴格規定，最終的結果或許利弊參半。由於堅持只有曾接受正式認定的瘋人才能被監禁在療養院，阻礙了讓療養院轉型為更「開放」（更容易進出）的機構。相反地，療養院更被認定為最後手段的封閉

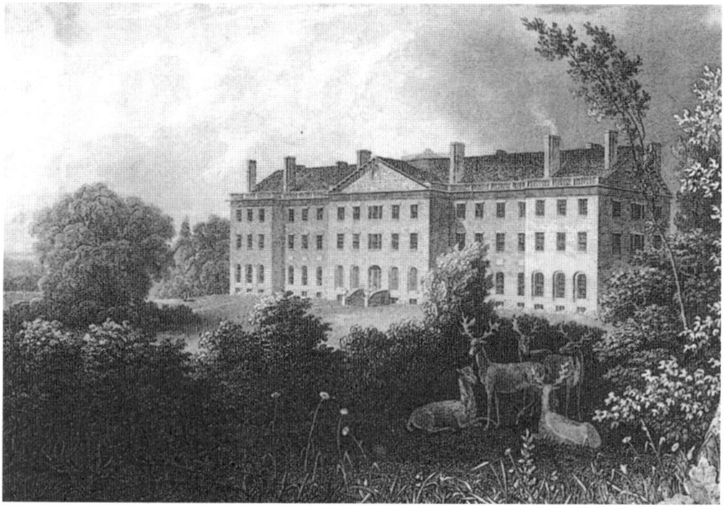

圖22｜紐約布魯明戴爾療養院。十九世紀的療養院通常建在郊區，因為當時認為自然環境具有治療效果。

機構，瘋狂鑑定變得與長期羈留連結在一起。因此，那些暫時性或尚未完全瘋狂的個案無法得到合適的機構照護，療養院也被孤立在社區之外。

美國也有類似的發展。美國的療養院在十九世紀開始陸續設立。約克避靜院的成功經驗促成賓州法蘭克福療養院（一八一七）、費城公誼會教友療養院（一八一七）、波士頓麥克連醫院（一八一八）、紐約布魯明戴爾療養院（一八二一），與康乃狄克州哈特福避靜院（一八二四）的設立。大多數美國早期療養院同時收治私人（付費）與一般（慈善性）的病患。與法國一樣，美國早期的療養院也是由專精精神疾病的醫生主導，最著名的像是伍斯特州立醫院的伍德渥德與紐約布魯明戴爾療養院的厄爾，他們整合醫藥與道德療法，並追隨皮內爾的精神，對於治療抱持樂觀的期待。他們兩人同時也列名於一八四四年成立的美國精神病院醫師協會十三位發起人，這個協會後來發展成今日的美國精神醫學會。

作為萬靈藥的療養院

十九世紀，整個歐洲地區療養院的數目與規模迅速增長。一八〇〇年，英格蘭住院病患總數大約一萬人，一九〇〇年增加了十倍。在一些新興民族國家，增加的速度更是驚人。在義大利，一直到一八八一年，療養院收治的病患人數還不到八千人，一九〇七年卻已高達四萬人。

這樣的成長並不難解釋。實證主義、官僚政治、功利主義與專業化等價值觀與思想潮流，認為機構可以解決各個面向的問題，而且很務實地著手進行。學校、貧民習藝所、監獄、醫院與療養院——這些機構難道不能控制與解決人口變遷、都市化與工業化所造成的各種社會問題嗎？

療養院內不斷地進行各種細微調整，並且嘗試許多革新的措施。在英格蘭，希爾（一八一一～一八七八）於一八三〇年代將「不約束」理念引入林肯療養院，同一時間，科諾利（一七九四～一八六六）也在倫敦西郊漢威爾新成立的米德賽克斯郡立療養院進行相同的嘗試。本著道德療法的精神，希爾與科諾利進一步延伸，拒絕任何形式的強制約束：不只是鐵鏈與鐐銬，他們也拒絕布製的約束帶與緊身衣。至於取代約束的措施則包括了由受過適當訓練的看護員予以嚴密監督，以及勞動計畫，這些措施可以刺激病患的心靈，並且規訓他們的身體。科諾利寫道：「讓病患在療養院中規律地生活，可以有效治療各種精神疾病。」希爾則是整理出他在林肯療養院取得的傲人成果。

數字說明一切，但希爾還是正面回應對他的批評：

但是或許有人會問：「你用什麼方法取代約束呢？你如何避免意外的發生？」簡言之，有什麼方式可以取代強制手段呢？這個問題可以用幾個詞回答：分類、日夜不停地警覺與看護、仁慈、工作、注意健康、整潔、舒適、不讓看護者兼任其他工作。在一間設計建造良好的建築物裡，由一群能力強且積極的專職看護協助執行的治療，是恢復病患健康的最佳模式；不管在什麼情況下，我們絕不使用任何強制與折磨的手段，而且也沒有必要。

對於歐洲大陸的改革者而言，縱使皮內爾解除了病患的鐐銬，但完全不使用約束的治療方式卻被認為是一種英國式的、**不切實際的成見**，一種自由主義基本教義派不知變通的做法，因此效尤者甚少。但法國與德國的改革者依然以自己的方式，積極運用療養院的環境與資源。工作治療便得到了廣泛的支持。設在鄉間的療養院通常成為一個可以自給自足的社群，有自己的農地、洗衣房與工廠。這種做法一方面是出於經濟理由，另一方面是想藉由勞動達到治療的目的。在法國，浴療法成為「療養院科學」

年份	總住院人數	曾被約束的人數	曾被約束的人次	總共被約束的時間（小時）
1829	72	39	1,727	29,424
1830	92	54	2,364	27,113¾
1831	70	40	1,004	10,830
1832	81	55	1,401	15,671½
1833	87	44	1,109	12,003½
1834	109	45	647	6,597
1835	108	28	323	2,874
1836	115	12	39	334
1837	130	2	3	28
1838	148	0	0	0

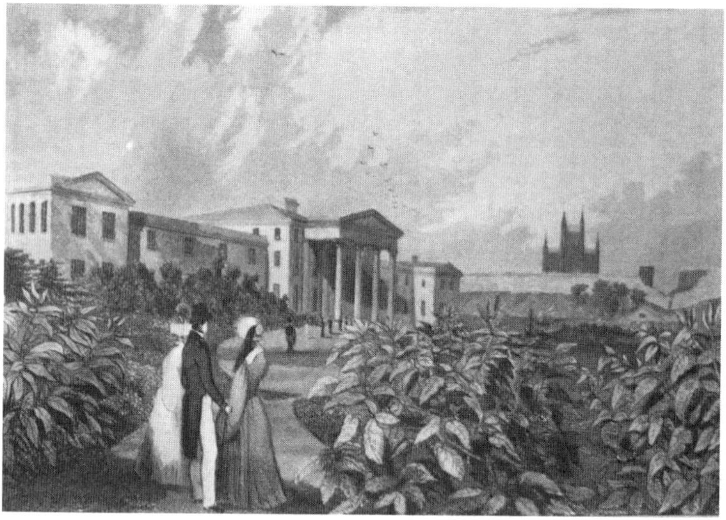

圖23｜林肯療養院，一間半私人（收費）半慈善性質的療養院。一八三〇年代，希爾在此率先嘗試使用不約束的治療方式，並將其成果整理如上表。圖為十九世紀中葉的版畫。

一個重要的特色。在德國，羅勒於巴登極具影響力的伊雷瑙療養院詳細說明了相關注意事項，包括防滑防臭的地板、良好的排水、服裝、飲食與運動，同時也嘗試音樂與運動治療等新的治療方式。在歐陸各處，瘋人的照護與治療成為新興療養院管理「科學」的主題，並有專業組織大力推展，如《療養院期刊》。

療養院的建築被認為是其中非常重要的一環，必須有專業的設計，以確保最高的安全性，以及良好的通風與排水系統。此外，雖然只有極少數療養院完全依照邊沁「全景敞視建築」(panopticon）的藍圖建造，但仍必須依循邊沁最佳可見性的理念，以達到對病患最好的監管。最重要的是針對各種不同病人的分類：男病人與女病人，可治癒與不可治癒的病人，暴力與無危險性的病人，清潔與骯髒的病人，都必須加以區隔，並且建立漸進的層級，讓逐漸康復的病人可以邁向出院的目標。對於療養院的管理而言，首要之務就是對病患做嚴謹分類。而所有這些目標都必須藉助秩序、經濟、效率與規律來達成。

療養院從不乏反對者。長久以來，瘋人院已成為人與人之間不人道對待的代名詞。十八世紀，病人的抗議文學揭露療養院內的野蠻與輕忽；下一個世紀，洛伊這些運動家疾呼廢止「英格蘭的巴斯底監獄」。此外，醫學專業內部也有要求改革的激進潮流，他們認為即便一開始立意良善，療養院仍只會造成反效果，而變成「製造瘋狂的工廠」：把一群瘋人沒有區分地聚在一起，他們會全部變成其中最嚴重的樣子。然而，長期以來，支持的聲音大過反對的聲音，療養院運動仍在一片樂觀氣氛中茁壯。蘇格蘭的蒙特羅斯皇家療養院院長，同時是埃斯基羅爾學生的布朗恩醫生，一八三七年在《療養院的過去、現況與願景》寫到，傳統的療養院是令人憎惡的地方，現在的療養院已有改善，未來的療養院則會是天堂般的樂土：

想像一棟貴族豪宅般的寬敞建築，富麗堂皇而且高雅，四周圍繞著空曠的綠地與花園。內部有著畫廊、工作坊與音樂廳。陽光從每一扇窗戶灑下，空氣自由地流通，窗外可以看到灌木林與原野，一群群勞動者自由進出，不受窗板柵欄的阻礙。一切看起來都很整潔、沉靜而令人喜愛。住在裡頭的人，似乎都急於享受生活，人人顯得忙碌而且樂在其中。這棟屋子及其四周看起來就像是充滿活力的工廠……在這個社區裡，沒有強制，沒有鐵鏈，也沒有任何的鞭打與肉體虐待，只因為比起勸說、仿效與獲得喜悅的欲望，這些都只是無效的手段……

在許多療養院裡，這已是真實的場景，若是朝著這個願景繼續努力，所有療養院都能變成這樣的地方。

許多人與布朗恩醫生一樣相信或願意相信，這樣的療養院是一個只對病患有益而不會造成負面影響的地方。

成為問題的療養院

然而，在十九世紀的後三分之一時期開始出現一種新的悲觀主義。出院的數據顯示，把療養院視為萬靈藥是一種過度樂觀的期待。隨著公立療養院住滿長期留院、活死人般的病人，治癒率開始不斷下降。

在某個程度上，精神科醫生是自己主張的受害者。他們堅持許多過往被視為邪惡、罪孽與犯罪的脫序，以及反社會行為，事實上是一種精神疾病，需要接受醫生與療養院的治療。因此，地方官員把一些在貧民習藝所與監獄難以處理的個案轉入醫療體系，但醫生很快就失望地發現，這些人的復健遠超乎他們預期的困難，並且要付出極大的代價。此外，年紀大的個案、癡呆的個案，以及癲癇、三級梅毒造成的麻痺性癡呆（GPI）與其他退化性神經疾病個案，不斷地被送入療養院。這些人的預後極差，療養院也逐漸變成收容這些無望個案的垃圾桶。

精神醫學對此做出修正與回應。如果「道德療法」無效，這是否意味許多瘋狂是慢性的疾病，甚至是天生的、體質的，或可能是遺傳的疾病呢？研究似乎顯示，瘋狂會一代傳給一代，即社會隱藏著一座帶有退化與缺陷體質的「冰山」。面對這些難以處理的麻煩，持退化理論的精神科醫生（本書第六章將會進一步討論）認為，只能把這些人隔離起來，不讓他們孕育可能成為慣犯與智障者的後代，除此之外沒有其他辦法。早在一八五一年，愛爾蘭的督導們就已表達這種新悲觀主義的想法，他們認為「所有療養院幾乎都已背離它們原初的計畫，從治療瘋狂的醫院，退化成收容不治瘋人的場所」。

在這樣的狀況下，公立療養院不斷地擴張：一八二七年，英格蘭每間療養院平均收容一百一十六個病人，到了一九一〇年，增加了將近十倍；北倫敦的寇尼哈其療養院甚至收治超過三千人。但它們也退化成一個財務緊迫、只有刻板訓練與常規藥物治療（使用溴化鉀與水化氯醛等藥物鎮定與麻痺病人）的地方。在美國，療養院照護從對道德療法的樂觀期待，變成只能專注於安全與鎮定病患之類的問題。照護品質不斷

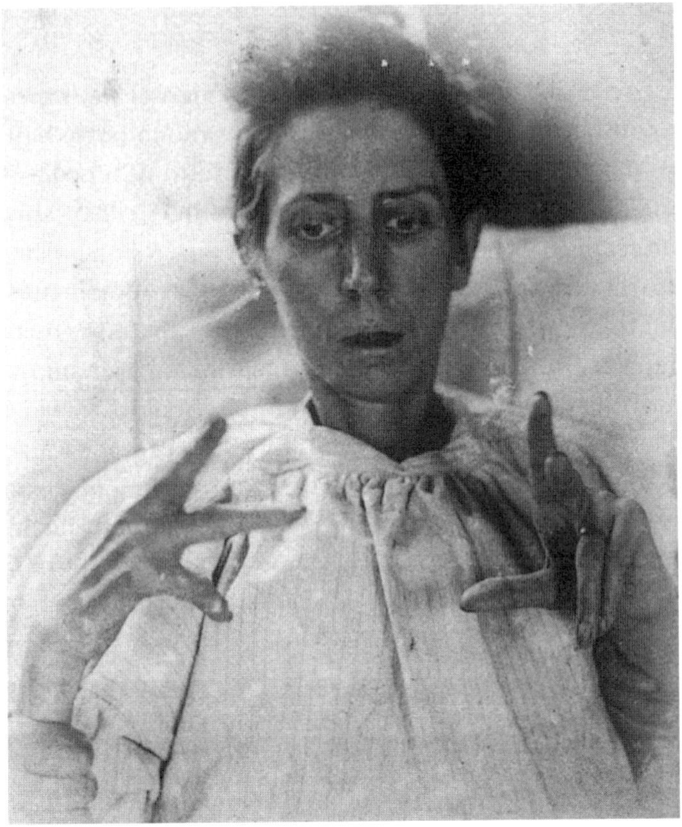

圖24｜維多利亞晚期寇尼哈其療養院裡的一張照片。一個罹患躁狂的婦女正在活動她的前臂、手與手指頭。類似照片常被用來作為教學與診斷的工具。寇尼哈其療養院於一八五一年七月設立於北倫敦。一開始收治一千兩百五十名病患，當它一九三七年改名為弗瑞恩療養院時，規模變得更大，收治了兩千七百名病患。最後於一九九〇年代關閉。

下降。成立於十九世紀上半葉的賓州療養院一開始秉持治癒病人的理念，提倡高度的社會與家庭參與。然而到了十九世紀後期，器質性精神醫學逐漸主宰院內的照護，個人性治療減少，鎮定劑成為一種常規治療。

將瘋人機構化的動力是那個時代的標記。它結合了理性國家的責任與市場經濟的策略，在父權社會——認為社會與專業菁英有權利與義務治療這些不幸的人——開創了一個對於進步與治療抱持樂觀主義的時代。此外，療養院時代也反映了長期以來從宗教往科學世俗主義移動的文化變遷。在傳統基督教世界裡，重要的是信徒與異端、聖徒與罪人的區別，瘋人與心智健全者的不同並不重要。但自從「理性時代」以來，理性的人與其他人的不同成為最重要的區別，療養院的高牆則是強制劃分這個差異的界線。聖彼得的鑰匙如今被精神醫學的鑰匙取代。收容瘋人的療養院在「正常人」與「瘋人」之間建立起一道劃清界限的防疫線，宣告瘋人的「異己性」，並且勾勒出可以處置異己的管理環境。

6

精神醫學的興起
The Rise of Psychiatry

你能不照顧患病的心靈嗎？

——《馬克白》

瘋狂的機械論化

現代承襲了各種解釋瘋狂的模式。基督教傳統認為異常是受到惡魔或聖靈等超自然力量的影響。相反地，文藝復興的人文主義與科學理性主義傳統則支持自然主義與醫學的概念。機械論哲學認為宇宙受到定律的支配，駁斥惡魔附身的說法，同時，受啟蒙影響的醫生們認為，躁狂與抑鬱不是源於不可測知的天界，而是來自身體；瘋狂只能來自器質性的病因。

但若真是如此，這個病因又是來自哪個器官或功能呢？當「新科學」開始以機械概念重新理解身體，強調身體中的固態（器官、神經與纖維）而非液態部分時，體液學說（認為血液與黃膽汁導致躁狂，黑膽汁導致抑鬱等解釋模式）逐漸在醫學社群中失去地位。在醫學物理學（iatrophysics）所主張的機械概念中，身體這部機器被描繪成遍布管道的流體系統，或是連結肢體與腦部的神經迴路，以電力傳送知覺刺激與發布運動命令。

這類模式造成的後果就是，在後笛卡兒時期的醫學論述中，「精神疾病」嚴格來說成了一個自相矛盾的概念：心智或心靈本身不可能罹患疾病。在笛卡兒與牛頓的架構中，靈魂在定義上變得不可褻瀆，醫生只能把瘋狂歸因於身體的損傷。

依循這樣的精神，在牛津修業的倫敦醫生湯瑪斯．威利斯創造「神經學」一詞，並且闡述笛卡兒有關「反射」的概念。湯瑪斯．威利斯熱中解剖，試圖將各種心智功能定位在腦的特定區域。在他提出的中樞與周邊神經系統模式中，系統運作倚賴某種動物靈力，這是一種介於身體與心智，同時被兩者作用，且肉眼不易察覺的化學性媒介物。

任教於荷蘭萊登大學的蘇格蘭人比特凱恩（一六五二～一七一三）以及他的門生米德（一六七三～一七五四），也提出類似的看法。米德認為，不穩定動物靈力的混亂活動使瘋人形成錯誤的意念，進而影響到肌肉，造成肢體狂亂且不受控制的運動。因此，瘋人是一具處於故障狀態下失調的感覺－運動機器；例如譫妄，米德就認為這「不是一種心靈的失序，而是一種身體的異狀」。這樣的身體論一方面確保醫生在處理瘋狂問題時的權威地位，另一方面也減輕了病患的焦慮與汙名，使他們不再被當作「失落靈魂」或「喪失心智」的人。

這種認為瘋狂在本質上是一種身體疾病的看法，在萊登大學另一位極有影響力的教授波哈夫（一六六八～一七三八）手中得到了系統性的闡述。波哈夫和他的學生們——特別是哈勒——以一種笛卡兒式的思維，認為瘋狂最核心的症狀是把缺乏客觀依據的想法誤以為是真實存在的事物。身體異常則是造成這些妄想的原因，例如抑鬱的病因乃是由於血液中輕快的成分「消散」（蒸發），以致血液中「陰黑、多油且土氣」的殘渣變得濃稠，使人懶散。第二章曾提過的哈雷大學醫學教授霍夫曼，也以血管、纖維與毛孔為基礎，發展出一套類似的固體論精神病理學。[1]

隨著這種朝向身體論的轉變，神經系統成為研究與解釋的主要對象。比特凱恩的追隨者，特別是同為蘇格蘭人的切納，研究的就是神經血管系統與腦部的交互作用。他們把神經想像成中空的管路或電纜，可以傳送波動或電流；思想失調與情緒易變則是由於消化與神經系統的缺損，進而導致遲緩、過度緊張或阻隔。虔誠的牛頓信徒羅賓森在他的著作《脾臟新說》（一七二九）中主張行為受到神經纖維的控制，而神經纖維的病態性鬆弛就是抑鬱的主因。他強調「心靈的每一個變化，都代表身體器官的變化」。瘋狂不是一種裝出來的病，也不是「不實在的怪念狂想」，它是一種真正的疾病，起因於「物質與運動真實的、機械性的疾患」。

當時在美洲新大陸賓州、後來被美國精神醫學會官方認定為「美國精神醫學之父」的班哲明・拉什（一七四六～一八一三），主張所有精神疾病都起因於血液的變質，而他一貫採用的療法則是放血。

朝向心理學的轉變

一七五〇年後，理論取向發生了一個重大的變化。這個變化之所以發生部分是由於經驗主義哲學家洛克與哲人孔狄亞克等人提倡的感覺與知覺理論，在當時得到越來越多認可。洛克捨棄笛卡兒的天賦概念，認為人類心靈就像一張白紙。他在《人類理解論》（一六九〇）中主張，瘋狂是由於感覺資料在轉化成「意念」的過程中發生了錯

1　譯注：固體論（solidism），認為所有疾病都源於身體固態組成之病理變化的理論。這個理論認為只有固態物具有維持生命所必須的性質，也才會受到致病因素的影響。

誤的連結。在英國與法國，洛克這種有關意念（錯誤）連結的理論，成為一套理解瘋狂的新方法中的核心概念。

在將洛克哲學應用於醫學的過程中，威廉．庫倫（一七一〇～一七九〇）扮演了重要的角色。庫倫是愛丁堡大學醫學院（設立於一七二六年）的首席教授，他闡述了一個較為心理取向的理論模式。基本上，庫倫主張瘋狂導因於神經的過度刺激，激烈的腦部活動是神經系統異常的誘因。瘋狂是一種神經系統的疾病，當「腦部興奮不平衡」時就會發生。因此，他以「神經症」（neurosis）稱呼所有神經系統失調所造成的疾病（當然，到了佛洛伊德時代，這個名詞的意義已完全改變了）。然而，即便在如此身體取向的理論模式中，庫倫仍認為瘋狂是一種「不尋常且通常是過於快速的意念連結」，造成「錯誤的判斷與不均衡的情感」。換言之，雖然以動力神經生理學為基礎，它仍然是一種「精神」疾病。庫倫的心理學取向來自他朋友休謨的啟發，休謨認為洛克經驗主義中的感覺印象與意念連結是所有智性活動的基礎。因此，庫倫的貢獻在於將精神再次整合進有關瘋狂的醫學論述。他的學說後來影響非常深遠。

到了一七八〇年，瘋狂的醫學理論與較早（波哈夫）的身體模式有了明顯的斷裂。庫倫的學生阿諾德（後來成為萊斯特一間瘋人院的負責人）在他的著作《瘋癲、癡狂或瘋狂之性質、種類、起因及預防》(一七八二～一七八六)中，以洛克心靈哲學為基礎，建構了一個瘋狂的分類，區分出「想像性瘋狂」(幻覺)與「概念性瘋狂」(妄想)。亞歷山大．克列頓在《精神異常本質與起源的探究》(一七九八)中表示自己受到「我們英國多位偉大心理學家的啟發，如洛克、哈特利、萊德、普利斯特里、史都華與卡姆斯等」，強調精神醫學必須以心靈哲學為基礎。

這種逐漸興起的理論模式把瘋狂視為一種心理病變，並指出精神醫學的另一個研究對象——醫生必須把注意力指向病患透過行為所表現出來的心理，而不是身體的器官。由此衍生的個案史取向把照料病患的古老技藝，轉化成對於個案心理的系統性觀察。在這樣的取向下，一七七〇年之後有許多私立瘋人院的負責人出版了相關的著作，例如普菲特的《瘋狂特例療法》(一七七八)。這類私立瘋人院一開始相當神祕，但當新思維要求並鼓勵觀察個別病患，以及出版觀察報告時，一切都改變了。法蘭西斯．威利斯在治療喬治三世第一次精神失常發作時，同樣也很強調心理面向的重要性：這位「瘋狂國王」的復原為精神疾病的治療帶來樂觀的期待。

十八世紀末的啟蒙歐洲，心理學新思維與改革運動的結合產生了所謂的「道德療法」。第五章曾討論過的約克避靜院，正是英國道德療法的濫觴；另一位先驅——佛羅倫斯的齊奧魯奇醫生，則是受到托斯卡尼大公利奧波德改革運動的鼓舞。齊奧魯奇在他的三冊巨著《論瘋狂》（一七九三～一七九四）中主張，身體狀態主要是透過感覺與神經系統的活動來影響心靈。他認為理性與感性、靈魂與身體之間有「感覺中樞」作為中介的概念，為古老的笛卡兒身心二元論的難題提供了一個心理-生理的解答。至於瘋狂的病因，齊奧魯奇支持啟蒙的觀點，認為精神狀態是由後天而非先天因素所決定。他對治療抱持樂觀的期待，但主要不是透過醫藥，而是透過人道的管理。他反對使用暴力，鼓吹「道德控制」的療效；這是一種藉由醫生的品格、專門知識與道德典範，在病患心中建立道德權威的療法。

在巴黎，皮內爾於公立的男子瘋人院比塞特爾與女子瘋人院薩爾佩特里埃，推動類似的心理療法。皮內爾對心理因素的重視是立足於啟蒙的基礎：解剖瘋人屍體並無法找出任何腦部結構的異常。此外，在哲學上，皮內爾是個理論家，受到由孔狄亞克發揚光大的洛克哲學之影響。不過，相對於洛克所強調的智性層面，皮內爾的道德療法針對的則是心靈的情感面。

皮內爾保留了瘋狂的傳統分類，將它分為抑鬱、躁狂、白癡與癡呆，另外也發展出一些新的疾病範疇。他以「沒有譫妄的躁狂」——後來被稱為「理智性的瘋狂」——

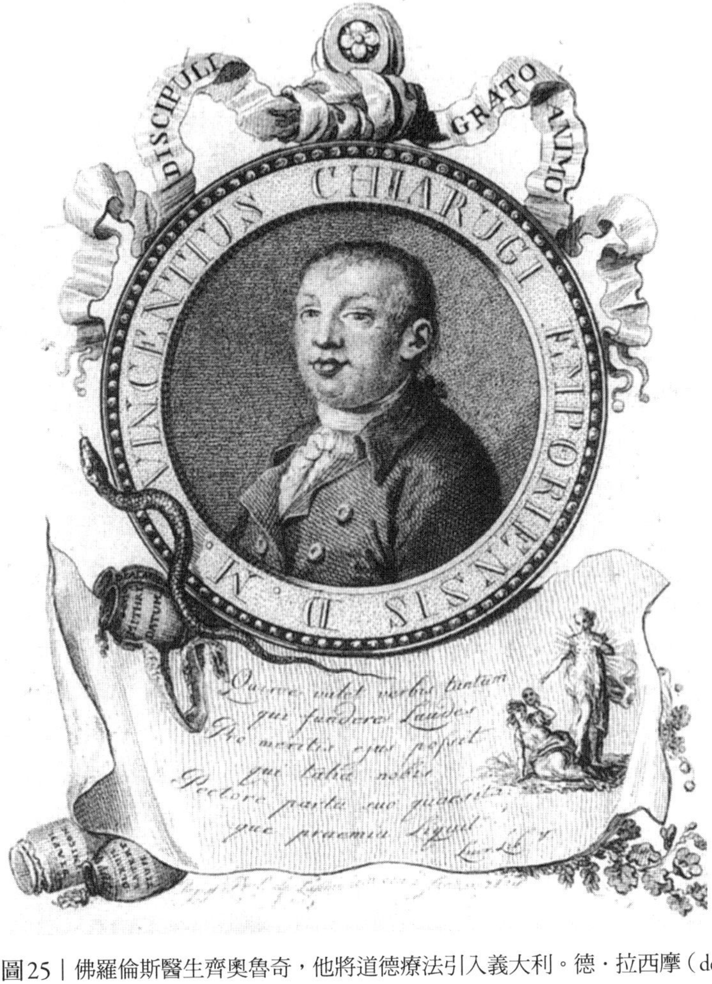

圖25｜佛羅倫斯醫生齊奧魯奇，他將道德療法引入義大利。德．拉西摩（de Lasimo）一八〇四年的版畫。

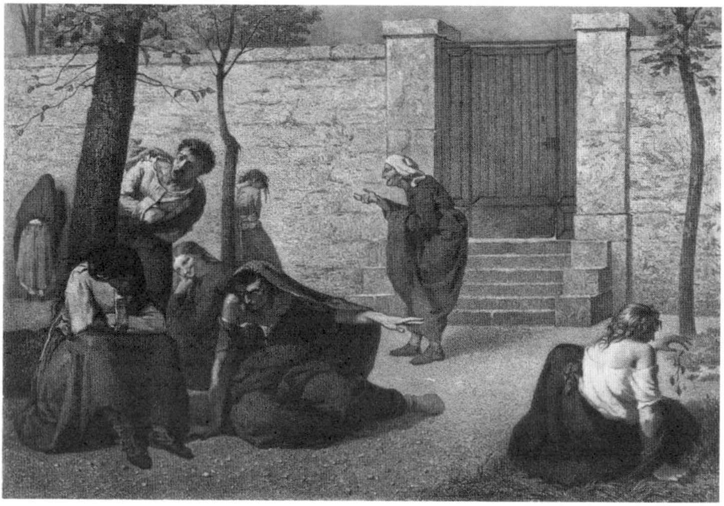

圖26｜薩爾佩特里埃療養院庭園中的八個婦女，分別代表癡呆、自大狂、急性躁狂、抑鬱、白癡、幻覺、色情狂與癱瘓。高帝爾（A. Gautier）一八五七年的石版畫。

指出一種局部性的瘋狂，即病患的瘋狂只表現在單一主題，例如，理解力健全，人格卻乖戾反常。就像其他道德療法的支持者一樣，皮內爾對於治療抱持樂觀的期待：或許器質性腦部疾病無法治療，但功能性疾病，如抑鬱或「沒有譫妄的躁狂」等，卻可用心理的方式治療。皮內爾的著作《精神錯亂或躁狂之醫學哲學專論》（一八〇一），闡明他關於瘋狂的道德病因與治療的看法，後來被翻譯成英文、西班牙文與德文，對精神醫學的發展造成深遠的影響。

法國傳統的精神醫學

埃斯基羅爾（一七七二～一八四〇）是皮內爾最鍾愛的追隨者，他寫的《精神疾病》（一八三八）是當時傑出的精神醫學著作。埃斯基羅爾主張精神疾病本質上仍是一種器質性疾病，但另一方面，他與他的老師一樣，把研究重心放在精神疾病的心理－社會誘發因素。埃斯基羅爾發展有關「單狂」（monomania）的概念，用以指涉一種被視為情感性疾病的局部性瘋狂，特別是那些涉及妄想的個案；他也深入描述諸如偷竊狂、女色情狂與縱火狂等疾病，而只有受過訓練的專家才能預先診斷出這些疾病。埃斯基羅爾認為療養院本身是一種有效的治療工具，他自己也成為療養院設計的權威，負責籌建巴黎近郊的沙朗通國立療養院，並被任命為負責人。（薩德侯爵晚年曾在此住過一段時間。）

埃斯基羅爾把法國「醫院醫學」重視嚴密臨床觀察的傳統引入精神醫學，從豐富的個案經驗中整理出對於錯覺、幻覺與道德瘋狂極具影響力的觀察報告。他也訓練出下一代的法國精神科醫生，他們隨後發展出自己的研究領域：喬捷撰寫有關腦部定位的論文；卡麥描述了麻痺性癡呆（dementia paralytica）；本書稍後會談到的莫羅（一八〇四～一八八四）成為退化理論的先驅。此外，法利特與貝拉吉則是對「躁狂－憂鬱循環」提出相異卻互補的說明（前者稱之為循環性瘋狂*folie circulaire*，後者稱之為雙相瘋狂*folie à double forme*）。

療養院病患所提供的豐富資料使埃斯基羅爾可以依據症狀的不同區分出各種精神疾病，累積觀察資料，從而發展出新的分類與診斷方式。在理論與醫療上，觀察療養院病患可以使醫生對於病患的疾病做出更為準確的區分，例如將癲癇明確地與瘋狂區分開來。埃斯基羅爾自己還進一步描述了癲癇的**小發作**，他的學生卡麥稱之為「失神狀態」，以區分**大發作**與這種短暫性意識障礙的不同。埃斯基羅爾籌組了一間專門治療癲癇的醫院，英國與德國也在一八六〇年設置了類似的機構，美國則是在一八九一年於俄亥俄州的加利波利斯設置了第一間癲癇專科醫院。

貝爾（一七九九～一八五八）也在一八二二年明確地描述出一種被稱為麻痺性癡呆的疾病（這是一種三級梅毒的表現）。雖然細菌時代尚未來臨，導致梅毒的微生物也還沒被發現，但麻痺性癡呆典型的神經學與精神症狀（主要是亢奮與自大），以及解剖屍體所發現的器官變化，都支持了埃斯基羅爾相信可以藉由法國病理解剖學家們所倡議的方法——如雷奈克曾以此研究結核病與其他身體疾病——去發現精神疾病的真相。

與麻痺性癡呆有關、盛行於十九世紀的脊髓癆（*tabes dorsalis*），則是神經病理學研究的另一個焦點。杜鄉（一八〇六～一八七五）於一八五八年出版的傑出臨床研究報告確立了這種病與梅毒的關係。他所提出的論證相當具權威性，這個病很快就被稱為「杜鄉症」。此外，杜鄉在其他許多會導致人格退化的神經疾病研究上也是先驅，例如漸進性肌肉萎縮與運動失調症（一種失去運動協同能力的疾病）。

與杜鄉同時代的夏爾科（一八二五～一八九三），是薩爾佩特里埃療養院的神經系統臨床教授，也是第一次大戰前法國最著名的教師，他的神經學教室成為當代神經

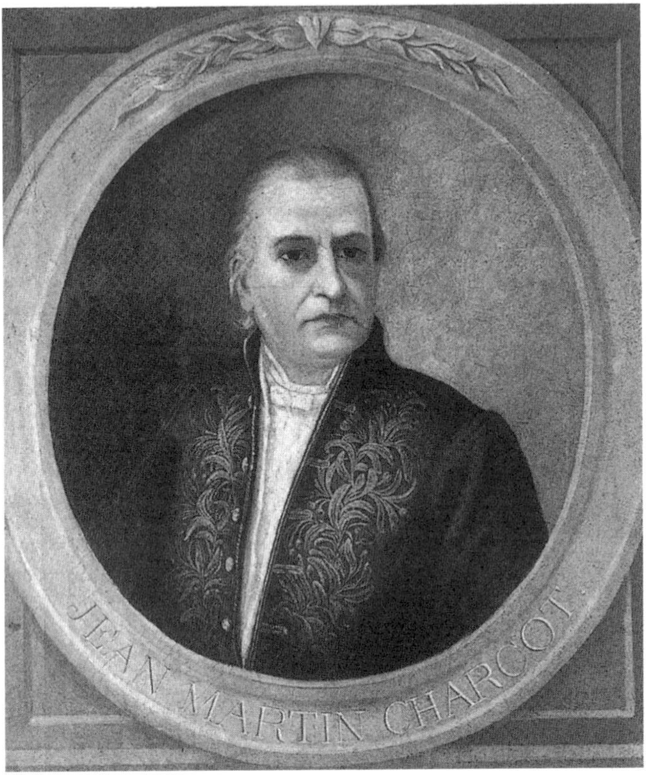

圖27｜夏爾科，著名的神經科與精神科醫師。他以戲劇化方式進行的歇斯底里示範，在當時享有盛名。

科與精神科醫生最嚮往的學術殿堂(佛洛伊德曾在此學習)。他的《薩爾佩特里埃神經疾病講義》(一八七二~一八八七)闡明神經疾病的分類學,其中許多疾病後來成為精神醫學研究與治療的對象。

夏爾科並不是像皮內爾與埃斯基羅爾那樣的「療養院醫生」,他的研究興趣也絕非如大家所想的那樣局限於歇斯底里症(hysteria)。他是一個具有熱誠的神經科醫生(也因此有了「神經症的拿破崙」封號),致力運用病理解剖技術來釐清龐雜的神經系統症候群。

夏爾科承認癲癇、麻痺性癡呆與脊髓癆等疾病就像是「難解的謎題」,即使「最深入的解剖研究」也難以發現它們的真相。他致力找出各種奇特症狀的器質性病灶:如習慣性抽搐、偏頭痛、類癲癇發作、失語症、不語症、夢遊、幻覺、攣縮與其他神經症狀。他相信臨床觀察可以澄清許多相關神經-心理異常的自然史與法則:如舞蹈症、風濕性舞蹈病、硬化症、三級梅毒、顳葉癲癇與其他神經病理等。他強調,「在病理與生理法則上,這些疾病與一般疾病並沒有什麼不同」。他所做的一個偉大貢獻是進一步發展帕金森有關「震顫性麻痺」的概念,事實上,夏爾科正是第一個把它命名為「帕金森氏症」的人。

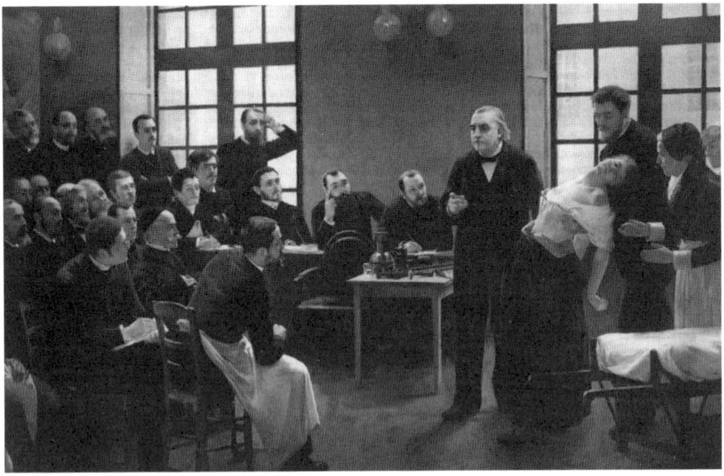

圖28｜布魯伊萊（Pierre AristideAndréBrouillet）一八八七年畫作，〈薩爾佩特里埃醫院的臨床課〉（*A Clinical Lesson at the Salpêtrière*），夏爾科在歇斯底里患者身上示範催眠。

夏爾科也認為歇斯底里並非無法解開的謎團，而是與其他神經疾病一樣受自然法則支配，有可以預期與理解的臨床表現。夏爾科在薩爾佩特里埃擁有豐富的臨床研究資源，他也藉此發展出自己的研究事業與團隊。現代精神醫學的興起，他扮演了一個關鍵但也有些矛盾的角色。

德國傳統的精神醫學

德國統一前，各個公國都擁有著名的療養院，例如巴登-巴登的伊雷瑙療養院，性精神醫學的先驅克萊夫特艾賓（一八四〇～一九〇二）就是在此開始他的臨床生涯。但與法國及英國不同的是，德國精神醫學最主要的根據地還是在大學，也因此，德國的精神醫學受到了大學研究精神的影響。或許正因如此，德語世界的精神醫學成為精神疾病器質論與心理論陣營激烈爭辯的戰場。

十九世紀初，受到浪漫主義對於心靈非理性深層力量的狂熱影響，賴爾（一七五九～一八一三，他是第一個使用「精神醫學」這個名詞的人）發展出一套整體性的模式。身為一位醫生，賴爾認為精神疾病起源於神經與腦部的異常，不過他從心理動力學角度撰寫的《精神異常心理治療雜錄》（一八〇三）則主張一種特別的道德療法：以醫生個人特質與權威來支配患者脫序的心靈，受過戲劇訓練的工作人員則強化醫生的影響力，以摧毀患者固著的意念；此外，還必須加上一些具有治療效果的恐怖手段（在患者的手掌上滴蠟，或把患者浸到裝滿鰻魚的水桶裡等等）。

海因洛特（一七七三～一八四三）與伊代勒（一七九五～一八六〇）大量引用浪漫主義對於深層意識的形上學探索成果，進一步發展心理取向的療法。在萊比錫任教的海因洛特是路德教虔信派信徒，他從宗教觀點解釋精神疾病，在其著作《精神疾病講義》（一八一八）中駁斥器質性病因理論，他強調：「在大多數個案中，精神異常直接且主要肇因於靈魂，而非身體因素。」

海因洛特以罪愆（sin）來理解瘋狂，兩者都是自願捨棄神所恩賜的自由意志，因而應受到譴責。道德療法必須使瘋人臣服於醫生健全且虔誠的人格力量。與賴爾一樣，他也認為溫和的治療方式必須結合嚴酷的震撼、禁錮與懲罰。每一個案都必須接受個別的診斷與治療，最終病患將可恢復自我控制的能力。

不久後，維也納醫生費伊赫特雷司班（一八〇六～一八四九）發展出一套以人格為基礎的精神醫學，結合神經生理學、心理學與心理治療，試圖整合心理與身體兩種取向。他提出一種名為「精神病態」（psychopathy）的疾病範疇，認為這是一種整體人格毀壞的疾病，這樣的概念與現代的「精神病」（psychosis）十分類似。

但其他德國與奧地利的精神科醫生拒斥海因洛特這類「精神學家」（psychicist）的憑空幻想，視其為浪漫主義反科學精神下的胡言亂語，而把研究方向轉往器質理論。在這場有關瘋狂本質與原因的爭辯中，在維也納接受醫學教育的解剖學家加爾（一七五八～一八二八）與史普漢（一七七六～一八三二）發展出一套自稱為科學的顱相學（phrenology）。他們為這場有關瘋狂本質與原因的爭辯帶來許多衝擊與紛亂。顱相學的主張頗具爭議，其認為心靈的功能由腦部決定，顱骨的外型不但決定，且可藉此看出每個人的人格。他們認為腦部本身是由三十個以上的獨立「器官」所構成，每個器官各自負責諸如性欲、利欲心、虔敬之類的特質，並占有特定的腦皮質區域。每個器官的大小決定了各個特質的強弱，而顱骨的形狀標記出底下腦部的輪廓，整個輪廓的起伏則決定了人格的特質。

顱相學的唯物取向使它受到虔信者的批判，加爾這位傑出的解剖學家因此在一八〇五年被迫離開維也納。然而，顱相學仍然吸引了各國醫生與一般民眾的目光，因為它似乎是一種有助於自我了解的方法。此外，對於療養院醫生而言，顱相學也因為提

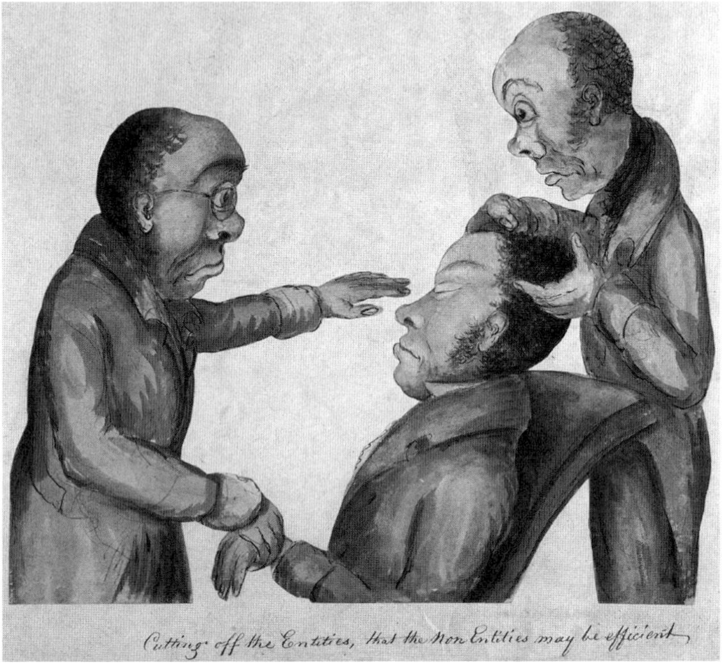
Cutting off the Entities, that the Non Entities may be efficient

圖29｜顱相學的創始者加爾與史普漢，他們正在檢查一位病患頭顱的隆起。十九世紀初期的水彩畫。

供了一種精神異常的生物理論基礎而深具吸引力。無論是顱相學或其他理論，各種強調瘋狂器質基礎的「醫學唯物論」都主張唯有受過醫學專業訓練才能主管精神醫學業務。這種唯物論的走向也支持實驗室研究，並且賦予鎮定劑、通便與放血療法等精神科醫生常用的身體療法若干正當性。

在強調身體取向的德國精神科醫生中，先有雅各比（一七七五～一八五八）打先鋒，接下來的弗里德萊希（一七九六～一八六二）在他寫的《精神疾病病理與治療文獻史》（一八三〇）中闡述了主要的病因假設。但為身體精神醫學奠定主要動力、取向與權威地位的則是柏林大學教授葛利辛格（一八一七～一八六八）。葛利辛格狂熱地倡議醫學物質主義，這個思潮成為亥姆霍茲（一八二一～一八九四）與杜瓦雷蒙（一八一八～一八九六）進行電生理學實驗的基礎。葛利辛格在他的《精神疾病病理與治療》（一八四五）中大膽主張「精神疾病是一種腦部疾病」。他所說的「每一種精神疾病都源於腦部疾病」激勵了腦部病理研究，促使研究者試圖找出精神疾病確實的腦皮質病灶。強調精神疾病身體病因的主張固然刺激科學研究的發展，另一方面或許也有助於還給被汙名化的精神病患應有的尊嚴。對於葛利辛格而言，精神疾病研究最重要的就是要整合進一般醫學的研究，不可以孤立於外——這種呼聲在精神醫學崎嶇歷史中，經常出現。

葛利辛格相信典型的精神疾病是漸進式的，從憂鬱一步步惡化成更嚴重的狀態。這反映出一種潛在的身體異常模式，自腦部過度刺激開始，逐漸發生慢性而不可逆的腦部退化，直到在癡呆狀況中常見的自我完全瓦解為止。之後克雷佩林（一八五六～一九二六）的理論就是繼承了葛利辛格從正常到病態縱向衰微的精神變化過程，以及精神疾病漸進病程的觀點。

葛利辛格為德國的學院精神醫學樹立了典範，特別是他把精神科與神經科結合成為大學中的神經精神科，更造成了深遠的影響。一八五〇年之後，大學精神醫學在德語世界裡蓬勃發展，並且得到綜合醫院與研究機構這兩個使德國醫學教育出類拔萃制度的支援。與英國或美國的療養院負責醫生不同，德國一流大學的精神科醫生很少與病患日夜相處，他們關心的是理論與研究，而不是管理與治療。大學精神醫學的首要目標是藉由有系統的觀察、實驗與解剖，以了解精神疾病的科學真相。

葛利辛格在柏林的後繼者維斯法爾（一八三三～一八九〇）、梅涅特（一八三三～一八九二）與韋尼克（一八四八～一九〇五），以及他們的同儕，繼續發揚一種冷靜踏實的精神醫學傳統，以科學唯物論為基礎，結合組織學、神經學與神經病理學的研究成果。他們有系統的研究發現了許多專門知識，例如「維斯法爾徵象」（Westphal's sign），這是一種神經疾病導致膝弓反射喪失的現象。

梅涅特在一八七〇年成為精神醫學教授，此後整個學術生涯都在維也納度過。他基本上是一位神經病理學家，運用很多顯微鏡技術，他所編寫的教科書副標題「前腦疾病臨床理論」（*A Clinical Treatise on the Diseases of the Forebrain*，一八八四），正代表他對於「精神醫學」這個名稱空泛「精神」意涵的抗議。梅涅特認為每一個傳到中樞神經系統的信號會刺激大腦皮質的某個特定區域，他還成功找到某些連結皮質細胞或連結皮質細胞與深層大腦細胞的傳導路徑；藉由組織病理學研究，他發展出一套精神疾病的分類系統。理論上，梅涅特是最堅定的身體論者，然而在實際上，當其器質性神經解剖架構遇到重大問題，他也會建構某些含糊的概念，如原初自我與次發自我等，以描述行為或認知的疾患。

韋尼克是梅涅特的學生，他代表了德國神經精神醫學的極盛時期。他畢生對於大腦定位學（研究大腦皮質各個區域所負責的功能）的研究，以失語症（一種語言與言談的異常）為核心。韋尼克發現後外側裂周區梗塞的病患會失去理解他人話語的能力，或無法講出有意義的話。後來，這種病態被命名為「韋尼克失語症」，這個腦部區域則被命名為「韋尼克區」。在他那三冊極具影響力的著作《腦部疾病手冊》（一八八一～一八八三）中，韋尼克試圖以腦部異常解釋精神症狀，並以他的權威地位支持腦部決定論的概念。

退化理論

德國身體論者大膽宣稱科學可以解開精神疾病的祕密。他們藉由顯微鏡下的腦部切片與動物實驗等技術，解釋精神疾病的病理生理與神經學機制：功能在大腦區域上可對應於結構及其損傷。但是他們對治療不抱太大希望，對於疾病的興趣遠超過對於病人的關心，而且不以此為意。這種悲觀的態度一部分來自他們觀察療養院病患的經驗。每一個地方的療養院都擠滿了罹患難治器質性疾病的病患，這些疾病往往造成無法治療的後遺症，其中最典型的便是麻痺性癡呆（三級梅毒）。在治療無用主義的悲觀氣氛下，一種新的遺傳理論應運而生。皮內爾與其他道德療法及療養院改革的支持者曾經高唱早期治療與環境療法的療效，然而到了十九世紀末，療養院裡住滿長期病患的現象戳破了對治療的期待，對病患家庭背景的調查則闡明了精神病態遺傳因素的重要性。在法國，這些思維被莫羅與默黑（一八〇九～一八七三）這兩位精神科醫生（他們是埃斯基羅爾的學生）整合為一種退化理論模式；在英國，則有來自性格陰鬱的奇才莫斯禮（一八三五～一九一八）的貢獻。莫斯禮是達爾文進化論的支持者，對於現代社會中不適者生存的現象，他常深感苦惱。

默黑是兩所大型療養院的醫生，他在《論身體與道德的退化》（一八五七）中將退化理論形成一個重要的解釋原則。遺傳性的退化是一種器質與社會雙重因素造成的現象，它會一代代累積，最終導致弱智與不孕。一個退化的家族病史往往由神經衰弱與歇斯底里開始，而後出現酒精與鴉片成癮、性濫交與犯罪等行為異常，最終導致瘋狂與低能。一個家族一旦走上這條退化的路，沒有任何方法可以幫助他們脫離悲慘的命運。

一八五二年瑞典人胡斯（一八〇七～一八九〇）提出的酒精中毒概念，為退化理論提供了一個很好的模式，因為它結合了身體與道德因素，盛行於窮困的精神疾病患者之中，最終導致其人格的崩潰。馬尼昂（一八三五～一九一六）則是藉由「進化或滅絕」的概念，把默黑的理論整合進演化生物學。左拉的自然主義小說《酒店》（一八七七）則是以戲劇化的方式呈現這樣的觀點，而馬尼昂在書中是以療養院醫生的身分出現。此時期的法國一方面承受一八七〇年戰敗於普魯士的恥辱，一方面又面對隨後的巴黎公社動亂，退化理論打動了法國人對自己國家未來的憂慮，也應和著中產階級對於無產階級騷動與社會主義的恐懼。

葛利辛格承認自己曾受到默黑理論的啟發，其他強調腦功能的精神科醫生如梅涅特與韋尼克則進一步闡明瘋狂的遺傳面向。梅涅特在維也納的傳人克萊夫特艾賓也是退化理論的支持者。他最著名的《性精神病態》（一八八六）奠定了「性變態」（如暴露狂、戀物癖、虐待-自虐狂與異裝癖等）與「性倒錯」（也就是同性戀）研究的基礎，而這些性精神病理與其他許多精神疾病則被他歸類為體質退化造成的異常。

莫比烏斯（一八五三～一九〇七）也是退化理論的支持者。他探索天賦與瘋狂的關連（這是流傳已久的看法，見第四章），把關注的焦點放在優越的退化者，也就是具有不尋常才能的個人身上。在精神醫學一貫輕視女性精神力量的傳統中，莫比烏斯更是公然表達他對女性的厭惡。此外，他對於歇斯底里與性病理等異常也有很大的興趣。他在《女人的生理性弱智》（一九〇〇）中宣稱女性是身體的奴隸，「本能使女性有著類似動物的特質」，擁有高等智能的女性如此罕見，因此必然是一種表現出正面特質的退化現象。莫比烏斯對精神疾病所做的分類也運用了遺傳退化的概念，並得到克雷佩林的讚賞。

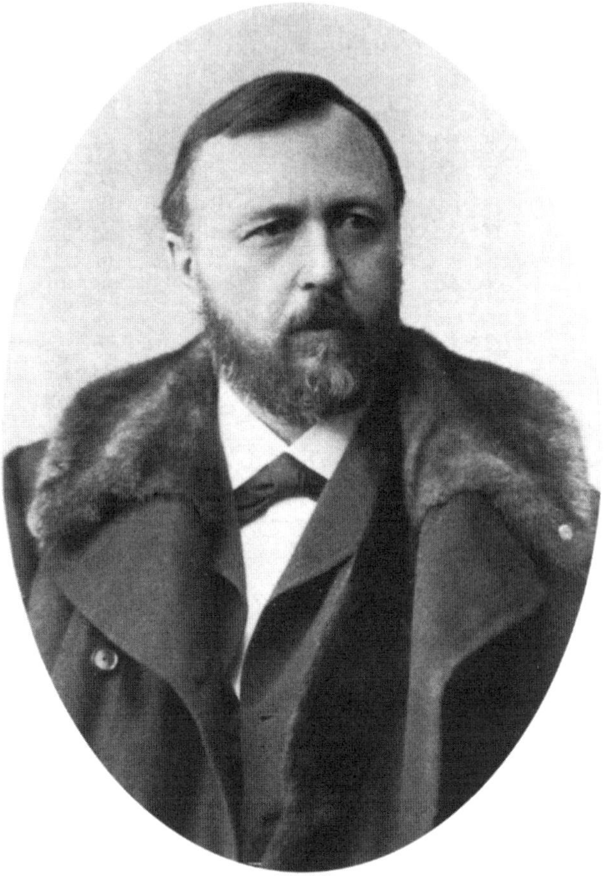

圖30｜維也納的精神科醫師克萊夫特艾賓，以對性變態與精神病理的研究聞名。攝於一九〇〇年左右。

在義大利則有精神科醫生與犯罪學家隆布羅索支持默黑的理論。他認為罪犯與精神疾病患者是退化返祖遺傳的結果，具有某些身體特徵，如低眉線與突出的下顎等。退化者的這些身體特徵也可以在歐洲以外的某些種族、大猩猩與小孩身上發現。

新大陸對於演化論有較為樂觀的解讀。「神經衰弱」透過比爾德（一八三九～一八八三）的鼓吹在美國成為家喻戶曉的概念。這是一種由於進步文明帶來巨大壓力而耗盡個人「神經力」的神經系統異常。比爾德以摻雜著驕傲與遺憾的語調宣稱：「美國神經質是美國文明的產物。」他認為現代神經衰弱的流行並不令人訝異：電報、鐵路運輸、報紙期刊與華爾街激烈的商業競爭，使得現代生活變得忙亂、緊湊而充滿壓力，令人難以忍受。文明對於神經系統造成的負擔遠超過自然的預期。就像十八世紀的「英國病」一樣，神經衰弱好發於社會菁英分子，成為文明及其不滿的象徵。在治療上，魏爾．米謝爾（一八二九～一九一四）運用比爾德的理論，做了某種程度的曲解，發明了「魏爾．米謝爾療法」。他使用臥床休息、絕對的獨處、大量進食牛奶布丁讓身體增胖、被動按摩等治療方法，緩解神經衰弱患者所感受到的疲倦。

但是美國的精神醫學也有它的黑暗面。一八八一年，在對古提奧（他犯下暗殺加菲爾德總統的罪行）的審判中，律師就是以精神科醫生認為古提奧是一個退化者的證詞來為其辯護，從而使遺傳、犯罪與瘋狂等議題成為大眾注目的焦點。到了一九〇〇年，遊說團體積極推動強制監禁、節育與其他優生措施的立法，也倡議將精神科醫生的評估列為移民控管的一環。於是，早在納粹德國之前，基於精神醫學理由的強制節育措施就已在美國成為公開的主張與政策。

神經衰弱的概念也傳到歐洲。在德國與荷蘭，它被整合到神經症這個更大的範疇。在法國，雅內（一八五九～一九四七）描述了他所謂的精神衰弱的變種。但是在英國，由於盎格魯薩克遜民族抗拒被慫恿成精神薄弱，神經衰弱並不像其他國家如此風行。

精神醫學與社會

在所有先進國家，精神醫學都是一八〇〇年後才逐漸為社會大眾認識（但是在這個時期，社會並不認可精神醫學的專業權威，對其抱持不信任的態度），此時的精神科醫生大多受聘於大學（特別是在德國）與療養院。一直到十九世紀中葉，當療養院的醫師陸續成立專業組織，才真正確立了精神醫學的專業地位。一八四一年，英國成立了療養院與精神病院醫師協會，並出版《療養院期刊》（一八五三），隨後更名為《精神科學期刊》（一八五八），確立了精神科醫師的專業認同。之後它發展成為皇家醫學心理學學會，並在一九七一年更名為今日的皇家精神醫學會。美國精神醫學會的前身美國精神病院醫師協會則於一八四四年成立。此外，各種專業期刊陸續出版，如法國的《醫學心理學年報》，以及葛利辛格所創辦的《精神醫學文獻》。

精神科醫師無可避免地在公共領域扮演越來越多的角色，特別是在法庭。長久以來，在某些情況下會認為，國家必須擔負起監護瘋人與「白癡」的責任，也普遍認可瘋人毋須為其行為負責，因此可以免除刑罰的看法。例如在一七九九年，當辯護律師證明企圖行刺喬治三世的哈菲爾德患有宗教妄想（他確信只有自己的死亡能夠拯救世界，因此他行刺國王以求被判死刑），審判就因此終止了。自此之後，英國的法官可以依判例在判決中引用「瘋狂者無罪」的原則，使被告接受精神醫學的處置。

區分罪犯與瘋人原本不需要醫學專業的鑑定：可以將朋友與家人傳喚到法庭，提供有關被告精神狀態的證詞。然而到了十九世紀初，當精神科醫師主張只有受過專業訓練的醫生才能看出某些「局部性」瘋狂，特別是埃斯基羅爾所提出的單狂時，這樣的做法就有了改變。

一八四三年，當姆納頓謀殺案（他被控謀殺首相皮爾的私人祕書）的審理因其精神異常而終止時，這種基於精神病的無罪抗辯在英國引起廣泛的爭議。這些爭議最終使上議院訂立新的法則，以釐清犯罪的精神病患應負的法律責任。「姆納頓規則」（一八四四）以犯罪者是否有能力分辨是非善惡作為無罪判決能否成立的基礎，這個原則優先於後埃斯基羅爾的精神科醫師以「無可抗拒的衝動」——也就是說，以與理解能力無關的情緒與意志疾病——作為判定基礎的主張。相反地，在法國有關精神病患者與因一時情緒失控而犯下罪行者的無罪抗辯中，「無可抗拒的衝動」、單狂與暫時性瘋狂仍然扮演重要的角色。這些有關瘋狂抗辯的爭議（誰是惡人？誰是瘋人？）點出精神醫學與法律對人的看法的衝突，使精神醫學的地位與權威受到社會的質疑。

7

瘋人的抗議
The Mad

聾人的對話？

「世界上有一半的人不知道另一半的人如何生活。」這是二十世紀初英國一位筆名為「Warmark」的精神病患的自傳開頭。富人可能不了解窮人，無神論者可能不了解敬畏上帝的信徒，但是「Warmark」認為，最難了解的經驗還是瘋狂的經驗。那麼，瘋人的話語可能有任何意義嗎？

某些專家認為絕不可能，瘋人的話語只是無可救藥的胡言亂語。一九七四年，英國著名的精神科醫師杭特與麥卡爾平認為，精神醫學曾經誤入歧途：

今日，有人認為精神病理源自正常的心理，可以理解為人際或自我內部關係的錯誤，因此可以藉著再教育或精神分析等方法，針對病患情緒發展出錯的階段予以矯治。即使已在這個方向上投入大量的人力與努力，結果卻令人失望，也無法達到任何定論，這與醫學取向的精神醫學年復一年不斷累積的成果，形成鮮明的對比。（這是因為）病患罹患的是腦部的疾病，而非心靈的疾病。然而，精神醫學要從這樣的醫學取向中受惠，就必須經歷一次轉向，從聆聽轉向注視。

因此，當他們針對喬治三世的瘋病進行詳細研究，認為記載中喬治三世瘋狂時所說的任何幻想，包括充滿罪惡的倫敦城即將遭逢一場毀滅一切的大洪水等恐懼，都沒有任何精神醫學上的意義。這樣的取向，無疑標示著他們對於精神醫學的看法。

他們呼籲精神醫學不要再聆聽病人的話語，這並不是因為他們缺少人道主義的精神，而是來自其對精神醫學的信念所衍生的邏輯推論，許多人也都支持這樣的信念。杭特與麥卡爾平認為精神疾病不是心因性的疾病。因此，瘋人的話語不過是痛苦的呼喊，若想要了解精神疾病的本質，這些話語並不是必要的線索，甚至無法提供什麼幫助。你無法藉著理解病人話語來破解精神疾病的祕密，因為精神疾病本身具有生物性的基礎。

精神醫學的發展進一步強化了這種忽視病患話語的傾向，特別是在機構性的環境。如本書先前所提，從科學革命開始的主流看法認為人本質上是一台機器，因此錯亂時所說的話語與抱怨都只是次發性的表現，是一具壞掉的引擎所發出的刺耳噪音——他們說的話的確有些問題，但不代表任何意義。畢竟，自然科學方法論告訴我們的不都是觀察與客觀，而非互動與詮釋嗎？

最吵鬧的病人會被關到最偏遠的病房，那些被關起來的（shut up）病人經常也就被迫「閉嘴」(shut up),至少不會有任何人注意他們在說些什麼。一八五〇年前後,愛爾蘭督導們在視察一間療養院時被一位病患攔住,後者申訴他的東西被偷了:「他們拿走了我的語言。」同樣地,浪漫主義詩人克萊爾(一七九三~一八六四)在數間療養院被關了幾十年後,為他的詩句發展出一種新的語言。當被問到為何要這樣做時,他答道:

> 他說:「為什麼!他們已經切下我的頭,從耳朵拿走所有的字母、所有的母音與子音。他們還要我寫詩!我做不到!」

他並不是唯一的抗議者。《一位紳士精神失常時所受的待遇》(一八三八)作者約翰·珀西瓦爾(一八〇三~一八七六)也有同樣的不滿。這本書或許是所有出院病人描寫療養院生活中最敏銳尖刻的作品。約翰是被刺殺的首相史賓塞·珀西瓦爾的兒子,他在牛津大學就讀時加入一個極端的福音清教派,深信聖靈會降臨在信徒身上,以一種類似古希臘文的語言傳達神諭。但很快地,約翰開始為各種嘈雜喧鬧的聲音所苦,除了神的聲音,還有魔鬼的話語。家人認為他精神不正常,強迫他住進療養院。

約翰自嘲住進療養院至少有一個好處，那就是「當我接到神靈的指示時，可以自在地說話或歌唱」。

約翰在兩間聲譽卓著但收費昂貴的療養院度過了十八個月。他發現醫療人員從未認真聆聽他的要求，跟他說話時幾乎不把他當人看，更不用說給予他一位英國紳士應得的尊重。為了報復，約翰閉上嘴不再說話。在這樣充滿敵意的沉默中：

> 人們似乎覺得我已放棄自己的身體、精神與靈魂，任由他們擺布與捉弄。或許他們把我的沉默視為一種默許。他們從未告訴我，他們接下來要做些什麼，為什麼要讓我服用這些藥物。他們也從未問我：想要什麼東西？喜歡怎麼樣？會不會反對這樣或那樣做？

他控訴自己受到的待遇，「就好像我是一件家具、一塊木頭，沒有欲望，沒有意志，也沒有任何判斷能力」。他深信院方這種拒絕與他溝通的態度必然會對治療造成不利的影響。

還有很多曾在療養院住院的病人描寫過類似的經驗。一九五七年，在兩位英國國會議員所編輯的報告《為沉默者發聲》中——或許，「被迫沉默者」是比「沉默者」更合適的字眼——一位曾經待過療養院的人寫下自己被放逐到精神病院的經驗：

他們不讓我寫信告知朋友自己身在何方……醫院裡的工作人員幾乎完全不理會我……原本我以為這是一種用來研究精神疾病的新方法，但很快我就明白不是，他們不過是冷酷地認為精神病人不會覺得痛苦，精神病人所提出的任何問題都只是「幻想」。

許多病人的回憶錄都強調「瘋人是有理性的」（這是約翰．珀西瓦爾的話），瘋人也能清楚地思考，因此必須注意聆聽瘋人的話語。但是我們能相信瘋子說的話嗎？十七世紀輝格黨人華頓在他長達五十萬字的自傳手稿中，試圖讓我們相信他曾讓自己的太太派利西懷孕一百零六次，他曾與三個英國皇后私通，他堅信全能的上帝賦予他重新繁衍昌盛這個王國的任務。

當我們面對這些相互矛盾的敘述時，究竟該相信誰呢？在《伯利恆醫院內幕》（一八一八）中，曾在此住院並聲稱自己是丹麥王室後裔的麥特卡夫，把這間醫院描述成一個充滿邪惡與暴力的地方。但在醫院的紀錄裡，麥特卡夫被視為一個麻煩製造者。在這樣的情況下，歷史學家必須了解這些歷史文件的弦外之音，並且做出獨立的判斷：對於現實的不同描述提供了一個窗口，讓我們可以看到絕非只有單一意義的交互主體性。以佛洛伊德的狼人——俄羅斯貴族瑟吉斯——為例，他曾在三個文本中現身，第一次是一九二〇年佛洛伊德對他的夢境，有著毛茸茸尾巴的白狼，所做的分析。從精神分析的角度，這個夢被解讀成一個有關「原始場景」的記憶，一個有關他幼年時目睹父母性交的記憶。第二次則是後來布倫絲威克所做的分析。布倫絲威克自己也曾接受佛洛伊德的分析，她對於狼人分析的討論是收錄在安娜·佛洛伊德（她也曾接受自己父親的分析）為她作序的書中；這本書宣稱兩次佛洛伊德式的分析都收到良好的效果。第三次則是一九六〇年代，新聞記者歐布華澤對瑟吉斯所做的一篇訪談。當瑟吉斯被問到自己對於佛洛伊德解讀的看法時，他說：「這個解讀實在太牽強了。」第三份文本中的狼人有著很不一樣的看法，但無論是佛洛伊德的「狼人」、布倫絲威克的「狼人」，或狼人自己的「狼人」，都不能只從文字表面的意義來理解。因此，接下來讓我們保持對於片面解讀的警覺性，從療養院醫生所記載的病人話語中仔細檢閱一位療養院病人的心靈。

令人困惑的訊息

詹姆斯・馬修斯是一位倫敦茶商，他與華茲華斯一樣受到法國大革命的激勵，而在一七九三年來到巴黎。出於對英法戰爭的遺憾與不滿，他想以個人力量推動和平。所以，在晉見了當時庇特政府高級官員利物浦勳爵後，他準備與法國政府會商以謀求和平，但這個計畫在雅各賓黨人奪取政權後完全破壞，馬修斯本人也被關入監牢。

馬修斯後來被釋放，並於一七九六年三月回到英國。此時，他開始堅信法國政府正在進行一項卑鄙的計畫，「試圖竊取英國政府所有機密，以達到讓大不列顛與愛爾蘭共和化的目的」，而他自己是唯一的知情者。他深信法國人所運用的祕密武器是當時巴黎風行的催眠術，並且派遣了很多「磁波間諜」滲透到英國。這些間諜在一些重要地方如國會、海軍總部與財政部附近設置「發射器」——這是一種能夠傳遞「動物磁波」的機器，以此得以催眠並控制政府大臣，讓他們像木偶一般聽從指令行事。

因為知道這個計畫的內幕，馬修斯成為反叛者的頭號打擊對象。他聲稱有一個「七人幫」就是被派來除掉他的，他們運用催眠術的「攻擊科學」，向他施以各種殘酷的折磨，如讓他「腳掌攣縮、疲倦不堪、看到火花、膝蓋僵直、筋疲力盡、眼珠無法轉動、失去視力、全身緊張、體力流失與肌肉斷裂等」。馬修斯受到這些生命威脅，一回國就向利物浦勳爵提出警告，透露雅各賓黨人的卑鄙計畫。只不過這位官員必然是對他的警告置之不理或抱著懷疑的態度，因為後來馬修斯在一七九六年十二月六日寫了封信給他，一開頭就說：「我現在可以肯定地說，閣下您是一個最卑鄙的叛國者。」

由於利物浦勳爵的「變節」，馬修斯轉往眾議院控訴內閣「貪汙叛國」。經過樞密院的審理，馬修斯家人認為他精神狀態正常的證詞並未得到大法官的採信，而於一七九七年一月判定馬修斯必須住進精神病院接受治療。

馬修斯被強制關進伯利恆醫院，他覺得自己完全落入迫害者的掌控，於是轉向全人類尋求正義。在他所寫的一份文件中，開頭便是：「詹姆斯，獨一無二、至上、神聖、全能、至尊、最偉大也最有權力的……世界的帝王。」他允諾那些能夠刺殺他的敵人，並使他重獲自由的人超乎想像的賞賜，例如刺殺丹麥與挪威國王的人可以得到三十萬英鎊，刺殺俄國沙皇、中國皇帝與西班牙國王的人則可以得到一百萬英鎊等等。馬修斯還指定了自己所希望的虐殺手段（「我比較喜歡絞刑，並且當眾焚毀他們的屍身」）。雖然他自己承認這些手段很殘酷，為此感到遺憾，但是他解釋「殺死任何一個人都讓我感到難過」，但仍不得不「懲罰他們」，他「不能憐憫這些人」。

但他還是一直被關在醫院裡。一八〇九年，他的家人再次要求讓他重獲自由，兩位著名的醫生伯貝克與克魯特巴克也證明馬修斯的精神狀態正常。然而精神病院的工作人員有不同的意見，他們認為馬修斯還是像以前一樣瘋狂，「他有時認為自己是接受別人指令行動的機器人，有時則認為自己是全世界的帝王，要把那些篡位者從他們的王座上趕下來。」

伯利恆醫院的藥劑師哈斯拉姆認為，若要證明馬修斯的精神狀態異常且需要繼續監禁治療，最好的辦法就是讓這個病患說明自己的精神狀態。於是，他把馬修斯自己寫的文件編輯成一本書出版，還為這本書取了一個戲謔的書名《瘋狂：一個奇特瘋狂個案的展現，以及有關它的不同醫學見解：如何成為一個刺客，如何進行攻擊；酷刑經驗的描述，被爆裂，被剝皮，以及腦部被拉長。附有一幅奇怪的插圖》（一八一〇）。

如哈斯拉姆的書名所暗示的，在這個個案上，不只瘋人，甚至連精神病醫生都失去了理性。哈斯拉姆以嘲諷的語氣寫道：「瘋狂是理性的相反，就像光亮是黑暗的相反、筆直是彎曲的相反一樣……這個個案居然會有兩種完全相反的見解，似乎是太奇怪了。」伯貝克與克魯特巴克是不是和馬修斯一樣瘋了呢？

馬修斯又在伯利恆醫院待了好幾年；事實上，先離開這間醫院的是哈斯拉姆。英

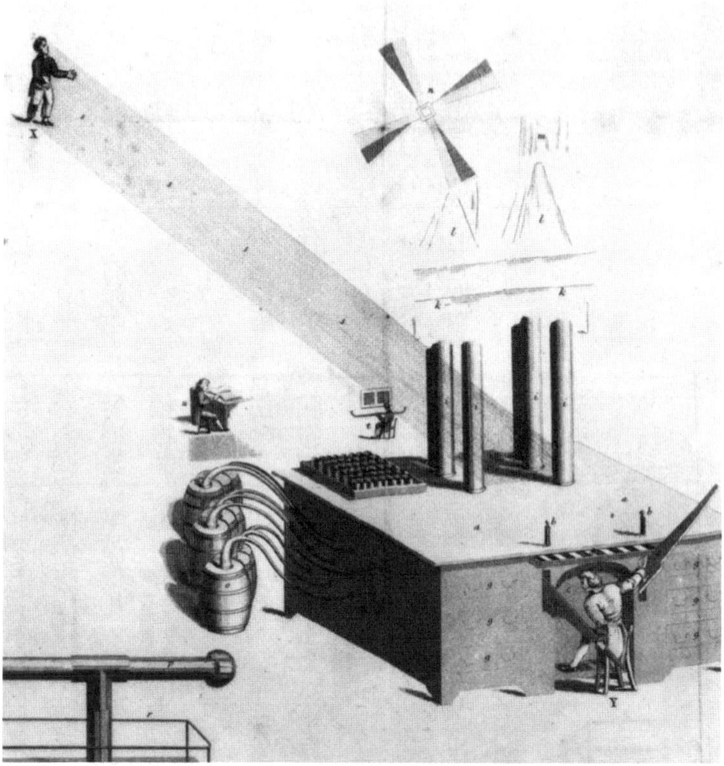

圖31｜馬修斯認為自己被一台名為「空氣織機」（Air Loom）的恐怖機器所控制，這台機器能夠遠端操縱和影響受害者的想法。此圖即為馬修斯為這台機器繪製的插圖。

國國會在一八一五年對境內瘋人院現況展開調查，伯利恆醫院因其墮落腐敗的狀況而成為調查的對象。哈斯拉姆挺身而出，針對某些醜聞提出證詞，包括院內一位醫生蒙洛經常曠職，另一位剛病故的醫生克勞瑟則是已酗酒多年，並且罹患癡呆，需要以約束衣控制他的行動。最後哈斯拉姆成為犧牲品，不但受到嚴厲的譴責，並於一八一六年被解雇。

或許是這件事改變了哈斯拉姆的看法。在他的餘生中，這位瘋人醫生認為整個社會都瘋了。他在法庭提供有關罪犯精神狀態的證詞時堅決主張，不只被告瘋了，其他每個人都瘋了，或許唯一的例外是全能的上帝（他虔敬地補充說，英國國教牧師的權威使他確信上帝心靈的健全）。就如哈斯拉姆所想的，馬修斯的故事可以讓我們看到事情的兩面：每個人都可能是欺騙者與被欺騙者，每個人的想法都可能瘋狂而不可信賴，甚至達到妄想的程度。什麼是理性？其實是個難以理解與回答的問題。

瘋人的抗議

在瘋人的著作中到處可見抗議的泣訴。作者們堅稱自己絕對不是瘋子，或是受到殘酷野蠻的對待才會陷入瘋狂。當越來越多的精神病患被監禁，病患的抗議也隨著增加。許多曾在療養院住過的人，包括本書先前提過的卡爾克瑟與其他較不知名的作者，他們在著作中辯稱自己精神狀態正常，控訴自己是因受到邪惡仇敵陷害才被關入療養院。

布魯克蕭是史丹福（林肯郡）的商人，他在一七七〇年與當地官員發生一連串爭執；因為他相信有一個想要騙取他所有財產的陰謀正在進行。布魯克蕭提到他的敵人藉由兩位外科醫生之手，將自己強制送到蘭開夏的阿什頓安德萊恩，監禁在威爾森的私人療養院。在那裡，他有將近九個月的時間被「關」在小閣樓中，裡面連個爐火也沒有；他還受到極不人道的對待，飲食極差，也不准運動。所寫的信都被攔截下來，他無法與外界聯絡。但在他兄弟的幫忙下，最後還是被放了出來。在這個過程中，他從未接受任何稱得上醫療的處置。

後來布魯克蕭寫了兩本小冊子為自己申冤，分別是《布魯克蕭的請求與訴願，一個受到殘酷監禁將近一年的人》（一七七四）和《私立瘋人院殘酷暴行實例》（一七七四）。試圖解讀這兩本書，會碰觸到某些深層的問題。布魯克蕭把自己描寫成一隻任人宰割的羔羊，受到同胞策畫的邪惡陰謀陷害。但是他也有讓人質疑的一面，至少在他的文字中，可以看出他易怒、多疑與好爭論的性格。此外，雖然他堅稱自己精神正常，但是他也提到在被監禁時曾聽過一些現實並不存在的聲音。在這個以及其他類似個案中，只有極大膽的心理-歷史學家才能評斷這些文本所揭露的究竟是真實的迫害，還是瘋狂的妄想，或是兩者兼具。

比爾斯在《一個找到自我的心靈》（一九〇八）中把自己描繪成一個純粹的美國小孩，來自一個「真正的美國家庭」，是最早期移民定居者的後代。他一八七六年出生於新英格蘭，後來成為商人。但此時，災難開始降臨——他罹患了「神經衰弱」，這是本書第六章曾討論過的美國特有疾病。他的身體變得虛弱，心情煩躁不安。一九〇一年夏天，他半真半假地有過一次自殺的舉動。家人認為他顯然需要接受治療，於是讓他住進史丹福會館，這是一間私人的療養處所。一直到此時，這個年輕人所患的仍只是神經衰弱，但隨後他開始為幻覺所苦，相信自己是某個陰謀的受害者：這些人以面具掩飾真正的身分，那些假扮他家人的事實上都是偽裝的間諜。

在後來的回憶中，比爾斯提到自己的妄想不斷在每天的生活經驗中得到證實。他所受到的殘酷對待就像一種惡毒的酷刑，可以「讓一個心神健全的人變得兇狠狂暴」。他與珀西瓦爾一樣，他寫道：「負責照顧我的人無法了解我的心靈，而對於他們無法了解的事，他們幾乎都無法容忍。」每個人都覺得他瘋了，因此只能以暴力來制止他。事實上，比爾斯認為他的瘋狂仍然可以理性溝通。

溝通並沒有發生。不過，比爾斯的病情仍然稍有起色。一九〇一年他由一位私人看護照顧了幾個月，一九〇二年則被轉送到哈特福避靜院，這是另一間收費較便宜的私人療養院，在極盛時期曾是美國道德治療的先驅。比爾斯仍持續為妄想所苦，他認為自己受到「警察嚴密的監管」，療養院其他病人都是裝瘋賣傻的特務，他的食物被下毒，他的「親友」則是警察的走狗。

幫助比爾斯恢復精神健康的不是精神科醫生，而是一位精神病患。比爾斯堅信自己的「兄弟」是偽裝的特務，這位同室的病友建議：寫封信到他兄弟的住址，就可知來探望的人是真或假了。後來，他的兄弟帶著這封信來到療養院。這時比爾斯心中的疑雲消散了，「不真實的事被實情取代」，非理性臣服在理性之下，此時比爾斯覺得自己獲得重生。「我的心靈似乎找到了自己」，他把這一天當作「新的生日」。

比爾斯的情緒從抑鬱轉為亢奮。他認為自己是一個天才，是一個藝術家或鋼琴家，而且向每個人說出心中的想法。隨後幾個月裡，比爾斯不斷與醫生對抗，他的要求越來越多，當要求未被滿足，他就會出現一些破壞行為。他辯稱這並不是因為他本身失去控制，而是被療養院冷酷無情的手段激怒。在懲罰規訓的體制之下，他經歷了穿戴緊身約束衣一整個恐怖的過程。一位殘忍的助理醫生（一個有著雙面性格的人）惡意地強迫他進食與服藥。於是，比爾斯開始在小紙片或是房間的牆上寫下他所遭受的不公正待遇，以見證這些有違人性的罪行，並且訓練自己以完成他即將承擔的偉大使命——成為瘋人的「救星」。

當家裡的錢再度用完，比爾斯又被轉送到州立康乃迪克精神病院，在那裡他被難堪地歸類為「貧窮的病人」。管理人員同樣用殘暴的手段對待他，而他覺得自己「被所有人遺棄」。他試圖反擊，「我開始試圖掌控整間醫院」。比爾斯託人偷帶出許多信件給州長，要求調查療養院的狀態，發起維護精神病患權利的運動。他還構思一些烏托邦計畫，希望可以在他被釋放之後用來改變整個世界。

他終於在一九〇三年九月十日被放了出來。他成為一個四處旅行的推銷員，在工作的閒暇時間完成有關療養院生活經驗的自傳，以九十個小時的時間口述了八萬多字。他敏銳地看出，若要讓這本書發揮最大的效用，他必須結交更多的朋友，而非樹立更多的敵人。他開始分送這本書給一些具有影響力的人以及精神科醫生閱讀，並且得到如威廉．詹姆斯與魏爾．米謝爾等重要醫界人士的支持。當《一個找到自我的

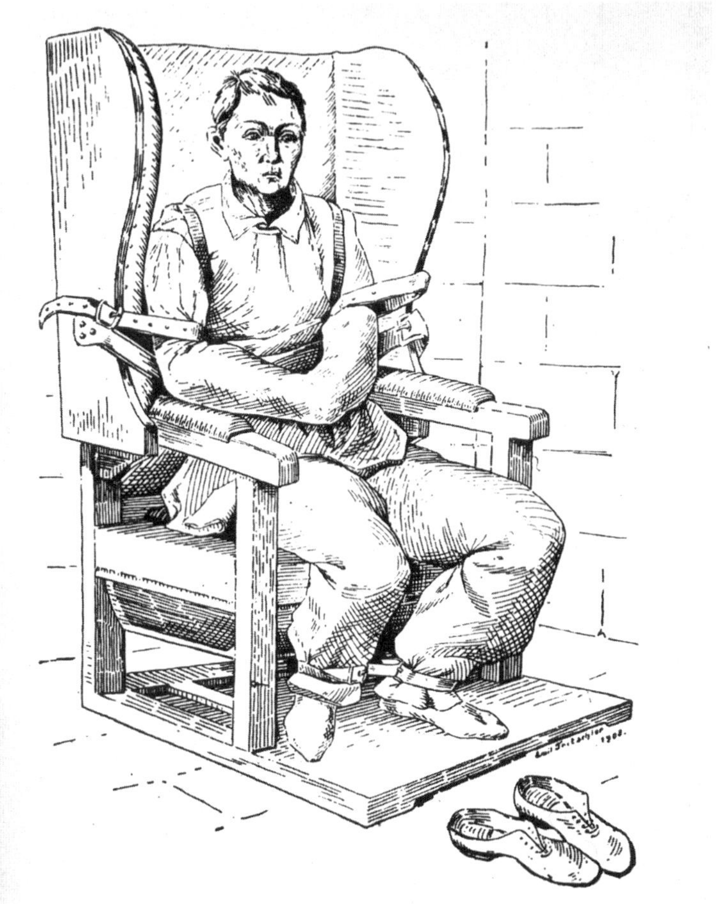

圖32｜一個穿著約束衣的病患被綁在椅子上。這樣的約束椅是想讓躁狂病患無法自由活動，以讓他們安靜下來。翻拍自崔歇爾一九〇八年的木刻版畫。

心靈》在一九〇八年出版時，它帶來的不只是對於過去的控訴，還帶來有關未來的計畫：比爾斯的夢想——精神衛生運動。在隨後的二十年裡，這位推銷員成功地向精神科醫生、政策制訂者與慈善家推銷他的夢想與期待——一個全國性對抗精神疾病的運動，並且成立一個新的組織——國家精神衛生委員會——以利推廣這個運動。比爾斯自己成為這個委員會的祕書，是它的核心靈魂與最佳典範。比爾斯的故事有許多道德的啟示：位置是可以轉換的，病人最終變成了治療者。

嫁給上帝

比爾斯的故事是抗議的泣訴。在其他精神病患的作品中，更常見的則是試圖讓自己的奇特遭遇成為世人，甚或他們自己可以理解的經驗。英語世界第一部自傳的作者是一位不識字的婦女，她利用口述的方式，向無法理解的世人敘述她宗教狂喜經驗的真相。

瑪格麗．坎普出生於一三七三年，是金斯林一位富有市民的女兒。她把自己的瘋狂經驗描述成神所恩賜的宗教體驗與狂喜。她在第一個小孩出生後所遭遇的精神困擾，是神的斥責，是神對一個容易被惡魔誘惑的驕傲年輕女士的懲罰。神藉著祂無限的慈悲讓她的心靈回到正確的道路，把她從罪惡中拯救出來。但她仍然被俗事所困，神必須讓她所擁有的啤酒廠陷入經營困境——天意使她所釀造的啤酒變得平淡無味——來讓她學會謙卑，並且遠離邪惡的事物。

在遭遇產後的精神失常與事業挫敗後，瑪格麗・坎普體驗到一種強烈的召喚，要她遠離塵世的紛擾。她深信，相較於世俗的事物，「天堂裡會有真正的喜樂」。她試圖追隨神聖的召喚，卻招來世人敵視的目光。他們對她說：「女人，放棄妳現在過的生活，像其他女人一樣回去紡紗織衣吧。」

瑪格麗・坎普為凡俗的肉體所苦，試圖讓自己從人類的枷鎖中解放出來。她採用禁食等苦修方法，穿上苦行者的剛毛襯衣。此外，她努力讓自己擺脫性欲的束縛（追隨聖奧古斯丁的懺悔），知道自己與丈夫所享有的床笫之樂是對上帝很大的冒犯。她告訴丈夫自己現在只愛上帝，請求他配合她與上帝所立下的禁欲約定。最終，她的丈夫簽下了放棄自己所享有配偶權利的同意書，但她必須為他償還債務以作為補償。

即使進行如此的修行，瑪格麗・坎普仍然無法擺脫愛慕虛榮的惡習。她日後回憶：「她那時認為自己愛上帝甚於上帝愛她。」在這樣的心態下，她成為惡魔誘惑的獵物。惡魔設下一個色欲的陷阱，讓一位男士來勾引她。在虛榮心作祟下，她屈服了，任憑自己墮入情欲的深淵，最後一刻卻被無情地遺棄。她在萬般屈辱下請求耶穌的原諒；這個請求得到上帝的應允，但祂要她終身堅定自己的心志，以心靈的苦修戰勝惡魔，上帝則會不斷地予以試煉。從此之後，對於瑪格麗．坎普而言，她所遭遇的苦難就成了上帝顯靈的祕密徵象。

之後，她開始看到一些幻象，而且每次幻象出現時她都會大聲哭泣，這種狀況一直持續到她離開人世都未消失。她也開始非正式地聽取他人的告解（一般這是只有神父才能做的工作）。此外，「神蹟」還曾救過她一次，當時有一塊石頭從教堂掉下來打中她，但她卻奇蹟似地毫髮無傷。

瑪格麗．坎普自己所遵行的宗教儀式引來公眾的譴責。大家對她的哭泣感到厭惡，稱她是「虛妄的偽善之徒」，要她的朋友遠離她。他們還認為她被惡魔附身，是一個「羅拉德派的偽信徒」，換言之，是一個異端。但這樣的控訴讓瑪格麗．坎普更加確信自己內心中的上帝。每當她聽到耶穌受難的故事，便會陷入狂迷，聽到神聖的音樂，聽到主呼喚她是祂的母親、姊妹與女兒。

一開始瑪格麗．坎普自己也覺得困惑，這些聲音與幻象會不會是惡魔的誘惑呢？

為了解答這個問題，她向諾里奇郡的神祕主義者朱利安尋求指引，並且在此得到了確認：這些絕不是她自己的想像，而是神蹟真正的展現。因此，瑪格麗．坎普對於自己所覺知的宗教召喚更有信心，更確認自己是負有宗教神聖使命的女性。她還得到一些預言的能力。有一次她預言某日將有暴風雨來襲，結果真的發生。

終於，她動身前往聖地朝覲。當她靠近耶穌受難地時，她比以往更激動地哭泣，還會劇烈地「扭動她的身體」。有些人認為她在作假以騙取別人的崇敬，有些人認為她是癲癇發作，有些人指責她酒醉鬧事，還有一些人認為她被惡魔附身。同來朝聖的英國人覺得她是一個討厭鬼，因為她不斷地哭泣，還會不停責罵同伴，所以有時會把她趕開。她在英國也遭遇同樣的困擾。有關瑪格麗．坎普的流言越來越多，很多人說她被惡魔附身。當權人士對於這個以聖女身分在國內宣教的女性疑慮越來越多，她甚至還得面對被監禁的危險。她到處斥責不虔敬的事物與行為，還鼓勵妻子離開自己的丈夫以追隨上帝。

她對於上帝的愛與日俱增。有一次，她偷聽到聖父與耶穌在談論她的事情。她的心思越來越被耶穌的「男子氣概」吸引，不過最後卻是聖父娶了她。聖父告訴她：「我必須與妳親近，與妳一起躺在床上，妳要像對丈夫一樣對我。妳可以盡情親吻我的嘴、我的頭與我的腳。」然而，她早年所經歷的性誘惑陰影並未完全過去，就在此時，惡魔在她腦中喚起一幅幅「噁心的幻象」，她看到許多男性生殖器，還被命令必須與它們性交。一時間，她覺得自己被神摒棄了，但最終還是復原了。還有一段時間，她被想要親吻男性痲瘋患者的欲望征服。聽取她告解的神父勸她：留在女性身邊吧！

我們應該把瑪格麗・坎普視為一個苦於產後精神病的女性，或是一個神祕論者呢？即使現在許多人試圖為她貼上現代精神疾病的標籤，但沒有一個人可以完全了解她的心靈，她的生命經歷也絕不會只有一種解讀方式。她知道很多人認為她所聽到的聲音與看到的幻象意味著瘋狂，認為這是一種疾病或惡魔附身的表現；她自己也深感疑惑，尋求別人的意見與指引。但是在她的時代裡，她所渴望的道路——與上帝的心靈契合，甚或結為夫妻——事實上是當時想法所允許的，雖然也特別容易引起誤解。

讓瘋狂可見

精神失常的人不只會用**言語**表達自己，在許多帶有自傳性質的作品中，他們還會透過視覺，也就是透過素描、油畫或其他實物創作等方式，傳達自身的經驗。事實上，早在「藝術治療」成為一種特定療法之前，許多療養院就已基於人文主義的信念，鼓勵病人從事繪畫——前面提到的馬修斯就曾以畫筆描繪出那具攻擊他意識的可怕機器，也曾為伯利恆醫院的新建築畫過一幅水準極高的工程設計圖。與馬修斯同時代的強納森．馬丁為了抗議世人的不虔誠，曾在約克大教堂縱火，差一點就把教堂整個燒毀。強納森．馬丁被監禁時曾畫過一幅畫，把自己描繪成上帝的使者，要為上帝在倫敦這座罪惡之都、這座現代巴比倫，降下神聖的譴責與懲罰。（他的兄弟約翰．馬丁是一位成功的藝術家。）還有一位畫家理查德．達德，他可能是因為在近東旅行時中暑，精神變得不太正常，最終殺害了父親而被關入伯利恆醫院。達德在他的餘生中受到伯利恆醫院，以及後來的布羅德莫爾醫院工作人員的鼓勵，畫出了他最受人讚揚的幾幅畫作，包括〈對抗：奧伯龍與泰坦尼婭〉與〈伐木仙子的絕妙一斧〉。

一直到一八七〇年代，精神醫學才開始注意精神病患創作的圖像，認為它們有助於疾病診斷。其中一位先驅是隆布羅索，他依據自己的退化理論，把這些呈現了病患想像的圖像解釋為一種病理現象。他在《天才》（一八八八／一八九一）這本書中，印

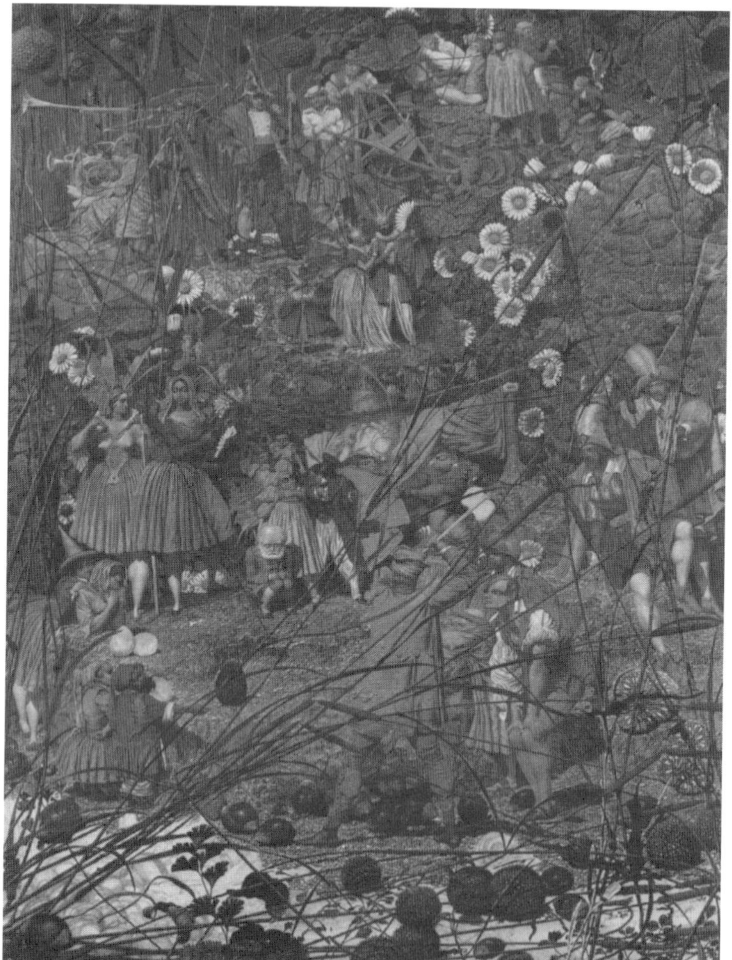

圖33｜理查德．達德畫作，〈伐木仙子的絕妙一斧〉。

出一部分他蒐集的病患藝術創作。他把孩童、「弱智」與「原始文化」族群的創作並列，然後「發現」這些瘋狂、幼稚或野蠻心理共有的若干特徵。隆布羅索認為瘋人的圖畫有一些特徵，包括扭曲、獨創、模仿、重複、荒謬、中東風味、古怪與淫穢等，且經常帶有象徵意涵；事實上，他所列出的特徵幾乎無所不包。

這樣的想法有著另一層意涵：如果瘋子的畫是這個樣子，那麼以這種方式作畫的人可能也是瘋子。事實上，這正是某些精神科醫生對於表現主義、超現實主義與其他前衛藝術家的看法。伯利恆醫院一位醫生赫斯洛普（一八六三～一九三三），本身也是不錯的畫家，同時是《偉大的異類》（一九二五）這本書的作者，他就認為塞尚與立體派畫家都患有神經性的視覺疾病。

精神科醫生建立這樣的連結或許情有可原。畢竟，如第四章曾討論的，作為「瘋子／天才」傳統的繼承人，諸如克爾希納（一八八〇～一九三八）、恩斯特（一八九一～一九七六）、克利（一八七九～一九四〇）與亞陶等藝術家，都曾公開蔑視文明的束縛，以非理性為榮，認為瘋子、小孩與原始民族是真正能夠碰觸豐富情感泉源的人，遠勝於心靈貧瘠的學院派藝術家與中產階級評論家。他們也試圖仿效這些擁有藝術天賦的人：一九三七年，希特勒於慕尼黑舉行惡名昭彰的「退化藝術」展覽，並診斷所有現代藝術都是一種精神病理而加以摒棄之前，柯克西卡（一八八六～一九八〇）早就把自己描繪成一個退化者了。

同時，療養院負責人與精神科醫生也開始鼓勵病患作畫，但他們並不是期望能從中發現隆布羅索所說的病理圖像，而是希望能夠得到心理治療的效果，期待病患能夠透過創造性的藝術過程，照亮心靈幽暗的深淵。在伯恩附近一間私人療養院中，摩根沙勒（一八八二～一九六五）醫生鼓勵具有非凡才能的畫家病患禾爾菲（一八六四～一九三〇）作畫。藝術史學家兼精神科醫生普林茨霍恩（一八八六～一九三三）及畫家杜布菲等人，則是致力蒐集精神病患的藝術創作；不是為了診斷，而是認可藝術創作本身的價值。

藝術作為一種心理治療方法的理念也開始廣為人知，但這帶來一種危險：就像夏爾科精心調教的歇斯底里病患一樣，病患最終可能無意識地迎合精神科醫生的期待而進行藝術創作。療養院的沒落與現代精神醫學對於藥物治療的重視，則可能敲響這種創作類型的喪鐘。

這或許不是一件壞事。幾個世紀以來，藝術家與精神科醫生所持的類似信念塑造出某種刻板印象，從而強化了社會對於精神病患的偏見。當我們強調某種特有的創作

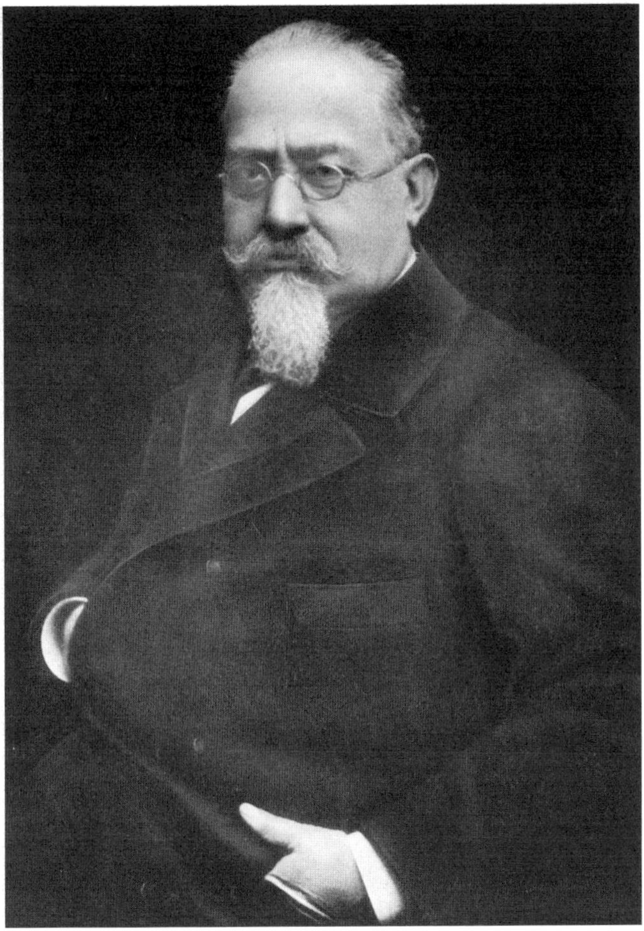

圖34｜隆布羅索，義大利犯罪學家，對於精神醫學與人類學具有濃厚興趣。他支持退化理論，並對罪犯、天才與瘋人的藝術創作進行精神醫學研究。攝於一九〇〇年左右。

類型時，對於診斷或治療真的有任何幫助嗎？當梵谷創作自畫像時，有誰能說他是在描繪瘋狂呢？我們唯一能肯定的，應該只是他正在抒發心中痛苦與描繪悲慘的命運吧！

8

精神分析的世紀？
The Century of Psychoanalysis?

科學與精神醫學

精神醫學一直追求兩個目標：以科學理解精神疾病，以及治癒精神異常的病患。一般認為這兩個目標密不可分，但有時其中一個會得到較多的重視。在十九世紀末，對許多精神科醫生而言最重要的，是把精神醫學建立為一門真正的科學，能與神經學和病理學一樣，在生物醫學的科學殿堂中占有一席之地，並與催眠術或通靈術等江湖術士伎倆劃清界限，不再因此損及自身科學的尊嚴。在實證主義與達爾文主義的科學思潮中，如何為精神醫學提供一個健全的科學基礎變成一個非常重要的問題。例如，研究癲癇的偉大學者傑克森（一八三五～一九一一），就引用史賓塞的演化理論作為神經異常理論的基礎；莫斯禮則以達爾文生物學為基礎，發展精神醫學觀點。佛洛伊德本人是達爾文熱情的支持者，而且如大家所知，他想在他的領域完成一個「哥白尼式」的革命。當時德國的精神醫學領袖克雷佩林認為，精神醫學首要的工作就是拋棄許多以精神醫學為名卻不具科學精神的旁門左道。

克雷佩林最早任教於多帕大學（位於愛沙尼亞，當時隸屬普魯士。編按：即為現在的塔爾圖大學），之後來到當時德國的醫學重鎮海德堡大學醫院擔任教授。他的成就代表一個世紀以來描述性臨床精神醫學與精神疾病分類學發展的頂峰。他貶低患者心理病理狀態的重要性，重視「疾病實體」的概念。對他而言，患者只是症狀的載體，個案史的重點在於描述各種疾病的核心症狀。與當時一般的看法不同，克雷佩林認為精神疾病的病程才是了解疾病本質最重要的線索，而非患者於某個特定時期所出現的各式症狀。

克雷佩林以此為基礎，為疾病概念與疾病分類帶來影響深遠的改革。他融合默黑的早發癡呆（*démence précoce*）以及卡爾鮑姆（一八二八～一八九九）和其學生海克（一八四三～一九〇九）的青春型精神分裂症（*hebephrenia*，一種年輕人的精神病，以退化行為為其主要表現）概念，提出一種退化狀態的模式，並將其命名為早發性癡呆（*dementia praecox*）。這種疾病與躁鬱症（也就是法利特的「循環性精神病」）有著本質上的不同。克雷佩林以相當周密的臨床觀察為基礎，描繪出典型的早發性癡呆患者；他們或許仍然敏銳而聰明，但似乎放棄自己的人性，捨棄所有與社會互動的欲望，躲入自己孤獨的世界中，顯得沉默、狂暴而多疑。克雷佩林通常會用「情感的萎縮」與「意志的毀壞」等字句，把早發性癡呆患者描述成道德敗壞或精神變態者，簡直就像是另一種人類。早發性癡呆後來演變成今日的精神分裂症，克雷佩林的概念也在現代精神醫學留下難以抹滅的影響。

克雷佩林致力澄清精神疾病的自然史，認為預後（疾病發展的可能結果）是疾病最重要的特性，因而長期追蹤病患的生命史。此外，他很欣賞實驗心理學家馮特（一八三二～一九二〇），並開啟為精神病患施行心理測驗的研究取向。克雷佩林的同事包括阿茲海默（一八六四～一九一五）這樣的偉大學者，後者對老年癡呆症的研究開創了「老年精神醫學」這個重要專科。克雷佩林設立於慕尼黑的醫院把研究工作視為最重要的使命，受其影響，世界各地也陸續成立類似的機構，其中包括莫斯禮以所得遺產在南倫敦設立的醫院，這是英國境內第一所不以療養院自居，希望成為研究中心的精神病院。

雖然遺傳在克雷佩林的理論中扮演一定的角色，但是他與佛洛伊德一樣批評法國的退化理論，這是兩人少數意見相同之處。與退化理論者一樣，克雷佩林對於治療不抱太多期望，對於某些重大精神疾病預後也持悲觀看法，特別是早發性癡呆。到了一九〇〇年，對於治療抱持樂觀期待的皮內爾傳統已成為過往雲煙，一位德國精神科醫生就曾說：「我們知道的很多，但能做的很少。」對於許多人而言，精神科醫生只是社會的警察或門房，只有保護社會不受瘋人干擾的功能。在優生理論與退化理論的背書下，一種精神醫學的政治學應運而生，認為精神病患的生命「不值得活」；一九三〇年代，納粹旗下的精神醫學認為精神分裂症患者與猶太人一樣，都是種族滅絕的適當對象。從一九四〇年一月到一九四二年九月，彷彿是為執行「最終解決方案」進行試車，九位具領導地位的精神醫學教授與三十九位頂尖醫師擬出了一份「生命不值得活」的名單，其中的七萬七百二十三個精神病患最終被送入毒氣室。

精神動力學

多少是出於對療養院精神醫學所持悲觀論點以及身體論教條主義的反感，一種新型態的動力精神醫學逐漸成形，並且得到許多支持。這類動力精神醫學的歷史淵源包括啟蒙時期梅斯梅爾（一七三四～一八一五）在維也納與巴黎運用「動物磁性理論」治療病患的研究。透過對於人格多重解離與自動行為等現象的探討，精神醫學以催眠術挖掘出在此之前不為人知的自我層次，並且提出諸如意志、無意識與人的統一性等問題。如今，所有有關笛卡兒認知主體的概念逐漸動搖；早在佛洛伊德之前，一切就已越來越清楚：人並不是他自己居所的主人。

利耶鮑特（一八二三～一九〇四）與伯恩海姆（一八四〇～一九一九）在南錫運用催眠術探索心靈的奧祕。夏爾科則在巴黎以催眠術作為診斷歇斯底里的工具：他相信只有歇斯底里患者能被催眠（南錫學派反對這樣的看法）。夏爾科未能注意到（他的批評者就沒有那麼容易受騙了）他的那些「出色的」歇斯底里病人多半是來自勞動階級的年輕女性，她們所表現出來的歇斯底里行為並不是適合進行科學研究的客觀現象，只是在薩爾佩特里埃醫院強烈戲劇性氛圍下產生的矯作行為。夏爾科欺騙了自己，他讓自己相信這些病人的行為是自然現象，而非受到暗示的表演。一八八五年，佛洛伊德曾在巴黎夏爾科門下學習過幾個月的時間，這段經驗對於他後來理論的發展產生關鍵性的影響，精神分析一直未能擺脫被認為與夏爾科一樣，只是藉由暗示「治癒」病人的批判，這也是原因之一。

無意識的征服者

佛洛伊德出生於一個來自摩拉維亞（現位於捷克共和國境內）的猶太中產階級家庭，後來在維也納接受醫學與生理學的訓練，一開始的主修科目是臨床神經學。身為一個狂熱的達爾文學說信徒，以及頑強的神經生理學家布呂克（一八一九～一八九二）的得意門生，佛洛伊德以一種唯物論取向來研究人類，認為心靈可以化約為腦。他終其一生抨擊宗教是一種「幻想」。在與布洛伊爾（一八四二～一九二五）一同工作的期間，佛洛伊德開始警覺到催眠狀態、歇斯底里與神經症之間的關連性。布洛伊爾曾向佛洛伊德提及他的一位病人「安娜O」，這位病人有許多奇怪的歇斯底里症狀，他以催眠術誘導她在被催眠狀態中回到每個症狀第一次發作的場景來加以治療。布洛伊爾宣稱，一旦病患重新經歷這些誘使症狀發作的創傷場景，這些歇斯底里症狀就會消散。

在巴黎夏爾科門下的這段時間讓佛洛伊德獲得某些理論上的洞見，從而可以理解布洛伊爾的經驗，其中包括歇斯底里的性起源：夏爾科曾私底下對佛洛伊德說：「這一切都是與生殖有關的事情。」（夏爾科從未公開以性來解釋歇斯底里）。佛洛伊德與布洛伊爾展開密切的合作，並於一八九五年出版《歇斯底里症研究》。但在那時，佛洛伊德已經超越這位年長的同事，提出更尖銳的見解，認為神經症源自早年的性創傷。他宣稱他的歇斯底里女性病患曾在青春期前受到「誘惑」，也就是說，大多數個案曾在小時候受到父親的性侵害；有關這些創傷的記憶起初被壓抑，但在日後逐漸浮現，造成令人難以理解的歇斯底里症狀。一八九三年五月，佛洛伊德向他在柏林的好友弗里斯詳細說明了自己的「誘惑理論」。隨後三年裡，他對自己這個震撼性理論的熱忱與日俱增，一八九六年四月二十一日，他在一場舉行於維也納、討論歇斯底里病因的演講中，將其公諸於世。

然而，到了隔年的九月二十一日，他向弗里斯坦承：「我不再相信自己的神經症理論了。」也就是說，佛洛伊德放棄了之前的誘惑理論。當時他正沉浸在許多自傳性質的夢境與自我分析當中，確信他的病人那些被誘惑的故事都只是病人幼時的色欲幻想；它們並非源於成年人的變態行為，而是源於幼兒的性欲。誘惑理論的崩潰預示了一個新的理論，也就是伊底帕斯情結中的幼兒性欲。它第一次出現在佛洛伊德一個月後寫給弗里斯的信中：

在我自己的例子中，我也發現對母親的愛與對父親的嫉妒，而我現在相信這是一個童年早期普遍的現象……如果真是如此，那麼我們就可以理解，為何《伊底帕斯王》這齣戲劇，即使所有理性力量都反對劇中情節那無可改變的命運，卻依然具有如此吸引力了……在幻想中，每一個觀眾都曾是小伊底帕斯……

終其一生，佛洛伊德都認為這個突破性發現具有無與倫比的重要性：「即便除了發現伊底帕斯情結，精神分析沒有其他任何貢獻，但光靠這個新發現就足以讓精神分析成為人類珍貴的新資產。」因此，精神分析理論的兩大支柱——無意識機制與伊底帕斯性欲，源自佛洛伊德自身的轉向：如果他未曾放棄誘惑理論，那麼精神分析作為一個以無意識力比多（libidinal）欲望及其壓抑為基礎的理論架構，就無法存在。

如何解釋這個關鍵性的轉向仍是個受到熱烈爭辯的問題。正統的佛洛伊德追隨者，特別是他的門徒及傳記作者瓊斯（一八七九～一九五八），把它視為一個偉大的「發現時刻」。相反地，某些批評者認為，放棄誘惑理論是一個錯誤，甚至是一個背叛，佛洛伊德背叛了心理性欲的真理以及他的病人（如果她們真的曾被性侵害，佛洛伊德的新理論將使人們不再相信她們所陳述的經歷，就像後來不相信接受精神分析治療的病患在躺椅上所陳述的記憶一樣）。他們認為佛洛伊德的背叛一方面是因為他在維也納的演講未被聽眾接受，另一方面則與他的父親於一八九六年十月過世有關。自此，佛洛伊德開始追隨父親雅各的步伐，精神分析則成為遮掩父親罪行的屏障。但最有可能的解釋還是佛洛伊德於此時開始重視幻想在人類生命中所扮演的重要角色，特別是它們與神經症的關連。

佛洛伊德與布洛伊爾漸行漸遠。布洛伊爾偏好使用催眠，但佛洛伊德對此並不精通。後來，他也與更為生物取向的弗里斯決裂。佛洛伊德從他的巨著《夢的解析》（一九〇〇）開始，一系列地在其原創性著作中逐步提出精神分析的基本理論預設：無意識心理狀態及其壓抑，以及因此壓抑而產生的神經症症狀；幼兒性欲，夢與歇斯底里症狀的象徵意義。此外，他還提出兩種克服抗拒與挖掘潛藏的無意識欲求之方法——自由聯想與夢的解析——並且闡明他在臨床工作中所發現的「治療性情感轉移」的問題。在《精神分析引論》（一九一六～一九一七）中，他整理概述了上述這些發現。

第一次大戰期間，佛洛伊德將他有關歇斯底里症狀的心因性理論應用在彈震症與其他戰爭神經症上：他認為沒有任何可知的器質性原因，卻出現癱瘓、失明、失語與失聰等症狀的這些軍人，事實上罹患的是轉化性歇斯底里症。雖然佛洛伊德基本上仍忠於他所受的科學生物學訓練，但事實上，在精神動力學的發展中，他已不再以神經學理論或神經病變作為參考的依據。

在之後的生涯中，佛洛伊德一方面繼續精進他的個人心理學理論，提出諸如發展階段、愛欲與死亡本能的衝突，以及自我（ego）、超我（superego）與它[1]（id）等概念。另一方面，佛洛伊德也把他的理論應用在社會、歷史、文化與人類學等領域，而提出有關亂倫禁忌、父權與一神教，以及宗教與藝術衝動之神經症起源等理論。他那近於強迫性的多產心靈也把觸角延伸到其他許多心靈現象，例如詼諧與「佛洛伊德式失誤」（Freudian slip）。

在二十世紀風行的自我（self）觀點中，佛洛伊德的概念扮演極為重要的角色，包括：對於動力性無意識的信念與（透過自由聯想得到的）洞見；夢的意義；壓抑與防衛機制；幼兒性欲；神經症的性起源，以及情感轉移的治療作用等。雖然他喜歡將自己視為自然科學家，但是他的理念卻注定在小說、藝術與電影等領域中得到最熱誠的支持與運用。佛洛伊德的自我觀點把「我」分裂成各個部分，使其不再是自身居所的主宰，這產生了巨大的影響，他也因此成為二十世紀最重要的傳奇大師。

1 譯註：或譯為「本我」。

精神分析運動

在與維也納精神分析圈一種具有創造性的緊張關係中，瑞士誕生了一個充滿活力的深層心理學傳統。當布魯勒（一八五七～一九三九）在蘇黎世的伯格霍茲里醫院提出有關「精神分裂症」[2]（schizophrenia）的概念時，就已運用了精神分析的理論。「精神分裂症」是布魯勒提出的一個新名稱，用以指稱一種克雷佩林稱之為「早發性癡呆」的疾病，典型症狀包括妄想、幻覺與失序的思考等。罹患精神分裂症的患者會顯得「怪異、令人迷惑、不可理解、怪誕、失去同理心、惡毒與可怕」。但最具影響力的還是榮格（一八七五～一九六一），特別是他在一九一二年與佛洛伊德決裂後另外發展出的「分析心理學」；其中，無意識的概念不再與性有那麼密切的關連，而有著更多唯心的內容。

榮格是一位牧師的兒子，他在主修精神醫學之前，曾於家鄉巴塞爾接受醫學教育。在一九〇七年遇見佛洛伊德之後，他成為這位大師最鍾愛的弟子，被譽為精神分析的王儲，或精神分析的非猶太裔領袖。然而，伊底帕斯衝突逐漸醞釀，並在一九一二年爆發。榮格在他的《無意識心理學》中挑戰佛洛伊德的某些重要理論，特別是神經症的性起源；兩年內，這個衝突變成徹底而永久的決裂。這是精神分析歷史中第一次的分裂，這樣的分裂在之後不斷地發生，使精神分析的版圖一再被分割，同時對於它所自稱的科學形象造成莫大的損害。

榮格所發展的分析心理學宣稱要提供一個比佛洛伊德理論更完滿的心靈觀點，並且分析各種人格型態，包括他在《心理類型》（一九二一）中所指出的「外向性」與「內向性」。他宣揚心靈中相反力量的健康平衡（animus與anima，人格中的男性與女性面向），以及思考、情感與直覺的整合。榮格主張一種「集體無意識」的存在，其中蓄積了來自人類遠祖的潛藏記憶，藉著拉馬克式（Lamarckian）的遺傳機轉，這些後天獲得的記憶一代又一代傳承下來。透過對夢、藝術與人類學的研究，榮格醉心於某些原型與神話（如大地之母），這些原型與神話構成我們的集體潛意識，形塑我們的經驗，並且如他在最後一本著作《人及其象徵》（一九六四）中所強調的，構成我們創造力的泉源。榮格以整合人格作為自我實現的願景，這使得他的分析精神醫學至今依然能作為一種個人生命哲學來鼓動人心。

2 譯註：或譯為「思覺失調症」。

在法國，至少在一九七〇年代拉岡獨排眾議以結構主義符號語言學詮釋佛洛伊德，並享有極大聲譽之前，精神動力學的發展相對而言較少受到佛洛伊德的影響。其中，雅內受到夏爾科的啟發，提出有關人格發展與精神疾病的理論，並在很長一段時間裡決定了法國動力精神醫學的走向。雅內對無意識的探索留下了許多有關歇斯底里、厭食、失憶與強迫性神經症的敏銳臨床描述，以及使用催眠、暗示與其他心理動力技術來治療上述疾病的方法。他認為歇斯底里源於「下意識的固著意念」，主張使用「心理分析」來治療。

雖然佛洛伊德對於美國社會抱持懷疑的態度，但是精神分析卻在新大陸得到最大的認可與支持。早在納粹開始迫害猶太人以前，就有許多具影響力的分析師遷移到美國定居。阿德勒（一八七〇～一九三七）就是其中之一。阿德勒最著名的理論創見是有關「自卑情結」的概念：為此所苦的神經質個人會過度以侵略行為來補償。在佛洛伊德的精神分析圈成立之初，阿德勒是其中一員，但後來他與這位大師決裂，並在《神經質性格》（一九一二）一書中提出自己的理論。到美國之後，他把注意力轉向個人與環境的關係，強調社會和諧是避免神經症不可或缺的因素。他的觀點影響兩次大戰之間美國精神醫學的發展，從而強調社會整合與社會穩定的重要性，並且以個人面對健全社會規範時的調節與適應為基礎。

隨著許多猶太裔分析師被迫逃離歐洲，美國逐漸成為精神分析學界的中心。一直到二十世紀中葉，無論是在大學醫學院或教學醫院，精神分析都是美國精神醫學的主流。到了一九六〇年代，兩位精神分析取向的治療師亞歷山大（一八九一～一九六四）與塞力斯尼克充滿信心地宣稱：「精神醫學的發展已經成熟了。」

相反地，精神分析在英國的發展就沒那麼全面與迅速，這或許與盎格魯薩克遜人對於這類紙上談兵一向抱持冷漠與懷疑的態度有關。一位英國早期的精神分析支持者艾德（一八六五～一九三六），曾於一九一一年向英國醫學會神經學組提出一篇以精神分析治療歇斯底里病患的論文，並做口頭報告。艾德記得當他結束報告時，所有的聽眾，包括主席在內，全都不發一語，並且馬上面無表情地走出演講廳。對於精神分析，英國精神科醫師並沒有太大的興趣，例如備受尊敬的穆西爾（一八五一～一九一九）就曾在一九一六年幸災樂禍地說：

> 精神分析已經通過近日點，正在快速退入它所來自的那個黑暗靜寂的深淵。在它如搗爛的癩蝦蟆與酸牛奶一樣成為被廢棄不用的療法之前，它實在應該更有系

統地說明自身的論點。

即使遭遇這樣的「抗拒」，精神分析終究還是進入了英國社會，而一次大戰期間彈震症對正統解釋模式所帶來的危機，可能加速了這個過程。把彈震症看成一種集體的怯懦似乎太過駭人，但事實上正統精神醫學無法解釋，為何一個人原本出身良好且勇敢，竟會在突然間失去戰鬥能力。

早期英國精神分析的發展以瓊斯為核心。這位威爾斯人創立了倫敦精神分析學會（一九一三），他的熱情、自負與用不盡的活力，使他成為一個天生的傳道者。瓊斯成為佛洛伊德的密友，並為他撰寫傳記。一九一二年，瓊斯出版了英國第一本精神分析領域的書籍《精神分析論文選》。之後，在倫敦的精神分析圈，克萊因（一八八二～一九六〇）與安娜．佛洛伊德（一八九五～一九八二）針對精神分析理論上演了一場激烈的論戰。（安娜在一九三八年納粹占領奧地利之後，隨同父親一起逃到英國。）安娜與克萊因的支持者各自就嬰兒／母親關係的詮釋，向對方發動猛烈的攻擊。一九二〇年成立於倫敦的塔維斯托克診所不斷宣導心理治療，特別是對於幼兒與家庭的心理治療，因而成為英國「客體關係」學派的大本營。一九四〇年代起，則是有溫尼考特

（一八九六～一九七一）與鮑比（一九〇七～一九九〇）等人強調核心家庭，特別是母親，在個人心理社會調適上的重要性。

隨著廣義精神動力學思維的盛行，人們日益接受精神疾病並非只存在於可被診斷為有精神病的人這種看法，並在一九五〇年代成為共識。大家開始認為，一般人也會有心理情結，神經症則是大多數人都會罹患的疾病：例如家庭主婦的憂鬱、家庭衝突、酒癮、青少年適應問題、世代衝突等等，這些就是世紀末所盛行的憂鬱症、飲食異常與性功能異常等疾病的前身。

到了一九五〇年代，大眾文化創造了許多新的人格型態，其中不乏迷人的特質，例如青少年罪犯，這是以往抑鬱詩人與浪漫主義天才的現代貧民窟翻版。可預期的是，這種「把每一件事情都精神醫學化」的傾向會最先在美國出現。伯恩斯坦在音樂劇《西城故事》（一九五六）中就曾細膩地嘲諷過這種現象。劇中一群行為不檢、與警察對峙的紐約青年嘲笑一位警員：

> 克魯伯克警官，你真是一個過時的老頑固。
> 這個孩子需要的不是法官，而是分析師的照顧！

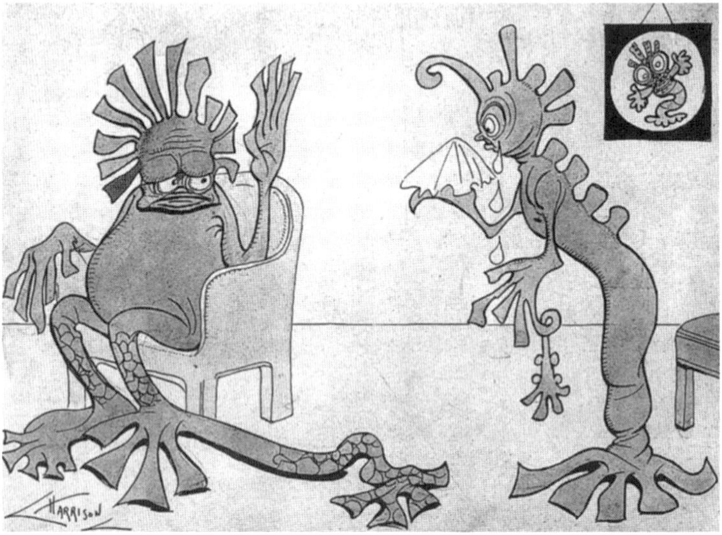

圖35｜〈微生物世界。問爸爸〉（*The microbe world. Asking Papa*），哈里森（C. Harrison）一九一三年的鋼筆畫。一隻感冒病菌正在問一隻神經衰弱桿菌的父親，他們是否能夠結婚。他以門不當戶不對的理由回絕了：「你不能娶我的女兒，你們的社會地位差太多了。要記得你只是一隻感冒病菌，她可是一隻神經衰弱桿菌啊！」就像抑鬱一樣，神經衰弱被認為是上層人士的疾病。

應該受控制的是他的神經症，
他是一個有心理困擾的孩子。

新療法的震撼

當前衛人士奉佛洛伊德為無意識的征服者之際，住院精神病患的醫藥治療有了一些驚人的突破。某些新的治療方法確實有效，但大多數成效可疑，甚至帶有危險。隨著新微生物學的發展，研究者發現某些細菌感染可能造成腦部疾病，首先發現的是梅毒；在維也納，瓦格納-堯雷格（一八五七～一九四〇）故意在病患身上引發瘧疾，藉此治療麻痺性癡呆。這是一種可以有效治療這個常見且可怕的疾病的方法，並在一九二七年為他贏得諾貝爾獎。他也是直到今日，唯一一個曾獲得這項榮譽的精神科醫師。

瓦格納-堯雷格也是提倡利用電擊療法治療彈震症的精神科醫師之一。一九二〇年代，使用巴比妥類藥物的持續睡眠療法曾經風行一時，但它具有相當的危險性。一九二二年，胰島素開始被用在治療糖尿病上，一九三〇年代塞克爾（一九〇〇～一九五七）率先運用胰島素引發的昏迷狀態來治療精神分裂症，這種方法雖然危險，卻顯然有效。因此，各式各樣的休克療法隨之風行。

布達佩斯的精神科醫師梅度納（一八九六～一九六四）在治療癲癇患者的過程中發展出一種不同的休克療法。他使用一種成分類似樟腦的藥物（在美國的商品名稱為Cardiazol或Metrazol，中譯為「戊四氮」），使病患產生猛烈的癲癇發作（有時甚至會過於猛烈而造成病患骨折）。梅度納這種新療法的根據來自他發現，自然發作的癲癇可以改善精神分裂症的症狀，那麼，何不利用其他方法讓病患癲癇發作呢？一九三八年，瑟雷悌（一八七七～一九六三）在他位於熱那亞的神經精神科診所開始使用電痙攣療法治療嚴重的憂鬱病患，而這種療法後來的發展具有高度爭議性：它一方面成為精神醫學批判者的箭靶，另一方面，在某個程度上它依然是一種有效的治療方式。

精神外科手術也從一九三〇年代開始風行。里斯本大學的神經科醫師莫尼斯（一八七四～一九五五）宣稱「腦白質切開術」——一種切斷額葉與腦其他部分連結的手術——可以治療強迫症與憂鬱患者。在美國則是以華盛頓大學附設醫院的神經科醫師弗里曼（一八九五～一九七二）為首，積極地進行額葉切開術與腦白質切開術等手術。

弗里曼經常直接取用一般酒櫃中的碎冰錐，經由眼窩插入腦部，再以木匠用的錘子輕敲幾下便完成手術。他曾在一週內進行了一百次經眼額葉切開術，終其一生總共做了三千六百例。在這樣的做法引發人們質疑以及精神藥物革命發生之前，到一九五一年為止，全美共有超過一萬八千個病人曾接受額葉切開術。

精神外科手術是一種合理的嘗試——直接針對腦部的手術，不是正能夠達到改變行為的目的嗎？本書第六章曾提過的神經生理學進展，發現有特定的皮質中樞控制特定的認知與情感層面，雖然前腦的功能依然是謎，但是動物實驗顯示它或許會影響精神狀態的平衡。此外，外科手術這時已是醫學的重要工具。從看似簡單的扁桃腺切除開始，手術已經成為一種越來越安全的常規醫療，甚至變成一種流行。《紐約時報》於一九三六年寫道，外科醫生「現在認為腦部手術並不比切除闌尾複雜」。和其他休克療法一樣，額葉切開術不僅為精神病患、同時也為精神醫學帶來希望。這門專業在二十世紀前面的幾十年並沒有太高的地位，它的形象總是與收容精神不正常的貧民、髒亂不堪的大型機構連結在一起。精神外科手術似乎可以改變這一切，讓絕望的瘋人院變成真正的醫院，藉著手術刀把精神醫學從泥沼中解救出來，使這門學科重新回到主流醫學中。當時美國精神病院裡有五十萬名精神病患，他們的生活狀況不比集中營好到哪兒去，這些情形後來被德伊琦（一九〇五～一九六五）在他那本《國恥》（一九四八）中揭發出來。無論如何，除了外科手術，還有其他方法可以運用嗎？任何治療的嘗試總比不做任何嘗試好，古代醫學箴言不是說絕望（desperate）的病情需要孤注一擲（desperate）的治療嗎？

而且精神外科手術似乎有效。它能夠平息病患危險的躁動狀態，某些病患甚至可以出院、工作、成功扮演家庭的角色，以正統阿德勒的觀點來說，就是成為一個調適良好的人。一般認為，要讓某些不斷製造麻煩的病人轉變成「安靜、溫和、沒有怨言、不在意自身困境」的病人，精神外科手術特別有效。外科手術打造出溫順的靈魂，即使後來病人無法出院，他們仍會成為機構中的模範病人。

精神外科手術與其他休克治療一方面代表精神科醫師想為被遺忘的精神病患做些努力的善意希望，但在另一方面，它們也被批評為怪異、招搖撞騙、野蠻與傲慢的伎倆。同時，這些侵入性治療也反映出精神病患在面對傲慢自大且魯莽的醫生時是沒有權力的一群人，很容易就變成實驗的對象。阿拉巴馬州塔斯基吉療養院曾進行一項惡名昭彰的實驗，幾百個黑人精神病患在未簽同意書且不知情的狀況下，成為長期梅毒反應實驗所觀察的白老鼠。在某個程度上，這是納粹精神科醫生殘暴行為的翻版。

化學革命

一九四〇年代，盤尼西林開始被使用來治療感染性疾病，受到抗生素藥物療效的啟發，人們對於精神藥理學的期待也日益增加。在此之前，精神醫學可用的藥物寥寥無幾，只有溴化物與瀉劑（巴豆油）等療效不彰的藥物，以及在一九三〇年代被廣泛使用但有危險性的安非他命。直至一九四九年，第一個精神作用（影響情緒）藥物——鋰鹽——才出現，開始被用來治療躁鬱症。一九五〇年代初期，製藥公司的實驗室研發出抗精神病與抗憂鬱的藥物，其中最著名的是吩噻嗪（商品名稱為氯丙嗪〔Largactil〕，批評者則稱之為「液體棍棒」〔liquid cosh〕）與治療憂鬱的丙咪嗪。這些藥物讓許多病患可以離開，或不用住進精神病院這種具有保護性，卻會使人麻木的環境，並且能在持續服藥的情況下生活於外面的世界。英國頂尖的精神科醫師薩根特（一九〇七～一九八八）宣稱，這些新藥物可以把病患從悲慘的療養院中解救出來，讓精神科醫師不用再理會佛洛伊德的胡言亂語；他還大膽預測，這些新的精神作用藥物可以在二〇〇〇年以前讓精神疾病絕跡。精神藥理學確實為精神醫學專業打了一劑強心針，讓它可以用符合成本效益的方法減輕病患的痛苦，而不用再訴諸長期住院、精神分析與不可逆的手術等方法。它也提升了精神醫學的地位，使它達成長久以來的心願，成為醫學的一環。

這些新藥物上市後得到驚人的成功。一九六〇年代，鎮定劑煩寧（地西泮）成為全世界使用最廣泛的藥物。一九七〇年，五個美國婦女中就有一個正在服用輕型鎮定劑；到了一九八〇年，美國醫師光抗憂鬱藥物就開立了一千萬張處方，其中最多的是丙咪嗪這類「三環抗鬱劑」。一九八七年百憂解上市，這是一種可以提高血清張力素濃度、增進安全感與自信心，且使人覺得「心情愉悅」的藥物。在臨床上，它被任意地用來治療憂鬱；五年內就有八百萬人曾經服用過這個「名牌」抗鬱劑，說是可以使「心情變得更好」。目前，作用於中樞神經的藥物是全美使用最多的藥物，占了藥物總數的四分之一。隨著抗精神病藥物、抗躁症藥物與抗憂鬱劑在二十世紀下半葉所獲致的驚人成功，器質性精神醫學可說已經陷入了仰賴藥物研究帶動，因而有些本末倒置的危機中。

精神作用藥物讓精神病患可以在門診接受治療，因此確實達到了減少住院病患的效果。但是，副作用與藥物依賴等問題反覆發生，而且這些藥物的長期影響依然不明。此外，使用藥物形塑人格的做法帶來了許多重大的倫理與政治爭議，特別是這些藥物的研發、製造與販售都掌握在寡頭的跨國公司手裡，使得問題更形複雜。

反精神醫學與療養院

精神作用藥物似乎為如何解決療養院問題帶來一線曙光，也因此，對於那些讓國家社會蒙羞的舊式精神病院，歐洲與美國精神科醫生有著越來越強的不滿與批判。英國療養院的管理缺失早已遭到揭露。羅馬克斯在《一個療養院醫生的經驗：對於療養院與精神病法改革的建議》（一九二二）中，沉痛地控訴療養院對於病患的忽視與毫無目的的殘酷。這是一本讓人必須正視的書，作者不是抗議的病患，而是感到幻滅的醫生。他控訴道，「我們的療養院並未治療，只是監禁了病人。」

另一方面，療養院的高牆在心神健全者與瘋人之間所劃定的明確界線，如今也失去了流行病學學理上的依據。現代精神醫學認為，絕大多數的精神疾病患者並未住進療養院，而是在一般社區中自由地生活。精神醫學的重點開始轉向神經症患者，他們的精神症狀並未嚴重到必須登錄立案或長期住院的程度。美國精神科醫生梅寧哲（一八九三～一九九〇）於一九五六年堅稱：「認為精神病患是少數的時代已經過去了，如今普遍認為，大多數人在某個時間點都曾罹患某種程度的精神疾病。」對於這樣的說法，嘲諷者可能會批評：精神醫學的行銷對象已經遍及全人類了。

於是，一般人的注意力開始轉向「較輕微」與「邊緣性」的個案，精神異常被視為正常的變異。一種新的社會精神醫學開始形成，並以全部人口為其關注對象。精神正常與異常分界的瓦解，對於實際的監護與照顧工作造成重大的影響。隨著注意力從機構照護轉向病患的診療需求，政策開始著重「去監禁化」的方向，鼓勵門診診療與精神科日間醫院的嘗試，並且鼓勵以出院為目的的醫療。這些發展成為監禁性處置終結的前兆，使其不再是例行的措施。

這個轉變以多種不同形式發生，背後各有其對變革的見解。有些人希望可以從內部改革做起，以達到使精神病院現代化的目的。從一九四〇年代晚期開始，一些英國的精神病院不再大門深鎖，並且建立許多「治療性社區」。這是一種人數可達百人的單位，醫生與病患一起合作建立更為正向的治療環境，如此可以消解病患與工作人員之間的權力位階，並且鼓勵工作人員與病患在一個更輕鬆的氣氛裡，共同做出彼此都可接受的決定。

其他人則提出更為激烈的要求，特別是那些提倡「反精神醫學運動」的鬥士。這個運動在一九六〇與七〇年代受到相當的關注。它的訴求並不統一，也有些具有爭議性：精神疾病並不是客觀的行為或生物化學現實，它只是一種負面標籤，或是一種在這個瘋狂世界中生存的策略；瘋狂自有其真理；精神病可能是一種療傷的過程，因此不應使用藥物來壓制。然而，反精神醫學運動仍然有一個共同訴求，那就是對療養院的批判。美國反精神運動的代言人薩斯在《精神疾病的神話》與《製造瘋狂》兩本書中，徹底地批判「強制性精神醫學」把病患變成囚犯的做法。同時，芝加哥大學社會學家高夫曼也在《精神病院》（一九六一；中文版：群學，二〇一二）中抨擊「全控機構」的醜惡。在義大利，這個運動是由精神科醫師巴薩格利亞（一九二四～一九八〇）領導，他促成了精神病院的快速關閉（但也因此造成混亂）。在荷蘭，富有個人魅力且帶有神祕主義傾向的傅傑納（一九二九～二〇一六）引領這場運動，獲得反對政府與專業威權的學生們的支持。

在英國，反精神醫學運動的領袖是同樣富有個人魅力的連恩（一九二七～一九八九），他是個受到沙特存在主義哲學影響的精神科醫師。連恩以他慣有的文風寫下一段格言似的文字：「瘋狂，不一定都是崩潰，也可能是一種突破。它可以是解放與重生的契機，也可以是奴役與存在的死亡。」他在一九六五年成立金斯利會堂，這是一個位於東倫敦近郊勞動階級聚居處的社區（避免用醫院的稱呼），會堂的居民與精神科醫生生活在同一個屋簷下，後者的工作是「協助」罹患精神分裂症的個案走出完全退化的困境。連恩是一個傑出的作家，在這個反文化風行與反越戰學生運動風起雲湧的時代，他擁有許多狂熱的支持者。同時，《家庭生活》（一九七一）與《飛越杜鵑窩》（一九七五）等影片也帶動了一股潮流，反對療養院不人道的待遇以及精神醫學的治理與規範角色。

反精神醫學運動主要與左派政治活動結合，因此強烈主張去機構化的理念。同時，從另一個完全不同的角度，極右派政治家如美國的雷根與英國的柴契爾等人基於敵視社會福利政策，處心積慮希望刪減所費不貲的精神科病床的數量，也支持「社區照護」的理念。英國衛生部長、保守黨的鮑威爾早在一九六一年就宣稱，「遺世獨立、威嚴宏偉、有著巨大的水塔與煙囪、顯眼地聳立在鄉間」的舊式精神病院應該關閉或縮減規模。

住院病患數很快地減少：英國在一九五〇年有十五萬名住院病患，到了一九八〇年代只剩下五分之一。然而，社區照護是否發揮功能是另一回事，不斷有人憂心病患福祉是否得到照顧，以及擔心這些出院患者在監督不當情況下的危險性。

二十世紀中葉，精神病院與正統佛洛伊德學派的精神分析幾乎就等於精神醫學的代名詞，但到了世紀末，它們已失去原有重要地位而日漸沒落。同時，在西方世界，各種假設性的精神疾病，無論種類或發生率，都以驚人的速度成長——創傷後壓力症候群與壓抑記憶症候群只是數十種這類疾病中的兩個例子。多少是為了處理這些心靈問題，各種心理治療快速興起，藉由團體治療、家族治療、增強自我意識、敏感度訓練、遊戲治療、角色扮演以及行為矯治等技術，協助心靈恢復健康。此外，臨床心理學與認知治療等新學科與新療法也開始出現並迅速發展。這些用來處理心理社會問題、性功能異常、飲食障礙、個人關係的門診與技術，目前仍然不斷地成長；而想為每一種心理苦惱找到治療藥物的期待，也依然是精神醫學堅持的願景。

例行公事

同時，主流的學院派與醫院精神醫學仍然持續進行精神疾病的描述與分類研究，這是一個從克雷佩林時代開始就不曾間斷的工作。一九五二年，美國精神醫學會的《精神疾病診斷與統計手冊》出版，這是一本精神醫學專業的診斷手冊。這本手冊一九八〇年的第三版含括了下列廣泛的精神疾病類別：嬰幼兒的疾病（過動症、厭食症、發展遲緩、自閉症）；已知器質性病因的疾病（老年的疾病、藥物引發的疾病）；精神分裂症（混亂型、緊張型、妄想型、未分化型）；妄想症（沒有精神分裂症徵象）；情感障礙症（雙極性、重鬱症）；焦慮症（畏懼症、強迫症）；擬身體障礙症（轉化症、慮病症）；解離症（遊走症、失憶症、多重人格）；以及人格障礙症。一九九四年第四版的出版證實了美國精神醫學的走向，即已從上個世代主流的心因性理論，轉入一個更為器質取向的方向。同時，它也引入許多新的疾病標籤。事實上，若是我們瀏覽每隔幾年就會修訂一次的診斷手冊，將會發現許多不同甚至不相容，或是重疊的術語與概念。一九七五年，美國精神醫學會舉行一場惡名昭彰的通訊投票，而後才把同性戀從疾病列表中移除。因此，這些被宣稱是客觀事實的疾病與症候群，在診斷上確實仍然受到政治、文化、種族與性別偏見的影響。這些修訂版本中還有一個最顯著的趨勢，那就是篇幅的暴增：第一版約一百頁，第二版是一百三十四頁，第三版近五百頁，二〇〇〇年的最新版本已增加到九百四十三頁！[3]似乎越來越多人被診斷患有精神疾病，而精神疾病的種類也越來越多：這算是進步嗎？

3 編註：《精神疾病診斷與統計手冊》第五版於二〇一三年出版。

9

結語：現代中的古老問題？
Conclusion: Modern Times, Ancient Problems?

本書非常簡略的考察並非試圖探討精神疾病（文明及其不滿）的人類學或社會成因，也不是想要呈現瘋狂與精神醫學的社會功能，或其他歷史無法解答的問題。我只想以一種更聚焦、更務實的方式，敘述自有歷史以來精神疾病概念的演變，以及對於瘋人的治療。

二十世紀初，《英國醫學期刊》以樂觀的語氣說：「比較一八〇〇與一九〇〇年的醫學知識與技術，沒有一個醫學部門獲致的進展比得上治療瘋狂的專科。」然而，在更為專業的期刊（因此更具權威性？）《精神科學期刊》中，語氣就不是那麼樂觀。這本期刊在同一年指出「在瘋狂的治療上，醫學顯然無能為力」，「雖然醫學在十九世紀獲得極大的進展，但是相較之下，我們對於腦部精神功能的知識，依然非常不足。」《刺胳針》一九一三年的一篇編輯評論文章，則是同時從這兩個方向評價精神醫學的發展。它指出，一直要到這個時候，而且有點過遲了，「英國精神科醫師才開始從了無生氣的停滯中覺醒過來」。

到了二十一世紀初，精神醫學的功過依然存在極為不同的看法。對某些人而言，佛洛伊德在二十世紀中為我們發現了精神動力學的真理；但對其他人而言，精神分析只是在神經生理學與神經化學知識獲得長足進展且研發出有效藥物之前，一段無足輕重的插曲。精神藥理學的發展確實使精神醫學在治療上變得更有成效，但以藥物使病患平靜絕不是成就的頂峰，任何宣稱精神醫學已經成為一門成熟科學的說法也都過於草率且充滿爭議，從《精神疾病診斷與統計手冊》各版中疾病分類的大幅度變動，就足以證明這一點。

一九六〇年代以來，抗精神病藥物的革命、病患人權運動與療養院爆發的醜聞等因素結合在一起，使「去監禁化」政策成為時代的潮流。由此衍生的困境，我們絕不陌生。無論在精神醫學專業內部或外部，對於去機構化與社區照護成敗的評價，都有著極大的爭議。這使得某些專業人士與一般大眾開始呼籲回復傳統療養院型態的醫療，認為這才是瘋人最安全的避風港。在這樣的情況下，精神醫學本身也顯得有些迷惘。在一個曾經把數萬名精神分裂症患者送進毒氣室的世紀，精神病患的醫療是否變得更人道了？什麼是理性？什麼是精神正常？都不是可以輕易回答的問題。

精神醫學一度曾受到連恩等人所帶領的反精神醫學運動的抨擊，如今它無疑已安然度過這次風暴。然而它依然缺少一般醫學在認知與專業上所獲致的統一性，而在對象與治療策略上，面對著生物精神社會模式與醫學模式的分裂。

同時，或許由於精神醫學的發展，各種精神症候群不斷增加，更多人被認定（事實上，他們自己也宣稱）是精神疾病的受害者。在一種「受害者文化」中，花點錢變成精神醫學的個案，似乎可以帶來好處。越來越多人開始服用精神科醫生開立的藥物，甚至積極吸收他們的理論，參與各種型態的治療，似乎心理學與精神醫學學說已經取代基督教與人文主義，成為自己、同儕與權威理解自己的方式。只是，在藝術與報刊的報導中，精神醫學經常被描寫為一門不可信任的專業，社會大眾依然對精神醫學抱著懷疑的態度。是否，「愚人」又搖響身上的鈴鐺了呢？

譯名對照

一畫

《一位紳士精神失常時所受的待遇》 *A Narrative of the Treatment Received by a Gentleman, During a State of Mental Derangement*
《一個小小的建議》 *Modest Proposal*
《一個找到自我的心靈》 *A Mind that Found Itself*
《一個澡盆的故事》 *A Tale of a Tub*
《一個療養院醫生的經驗：對於療養院與精神病法改革的建議》 *The Experiences of an Asylum Doctor: With Suggestions for Asylum and Lunacy Law Reform*

二畫

《人及其象徵》 *Man and His Symbols*
《人類理解論》 *Concerning Human Understanding*
《人類理解論》 *Essay on Human Understanding*

三畫

三環抗鬱劑 tricyclic
下議院瘋人院委員會 the House of Commons Committee on Madhouse
《女人的生理性弱智》 *The Physiological Feeble-Mindedness of Women*
小德謨克利特 Democritus Junior

四畫

〈不是瘋人的詩人〉 Poets no Lunatick
公誼會教友療養院 Friend's Asylum
切納 Cheyne, George
厄爾 Earle, Pliny
反律法主義者 Antinomians
《天才》 *The Man of Genius*

《天才的瘋狂》 *The Insanity of Genius*

孔狄亞克 Condillac

巴蒂 Battie, William

巴薩格利亞 Basaglia, Franco

《心理類型》 *Psychological Types*

戈德史密斯 Goldsmith

《文明及其不滿》 *Civilization and its Discontent*

《方法導論》 *Discourse on Method*

比特凱恩 Pitcairn, Archibald

比塞特爾 Bicêtre

比爾斯 Beers, Clifford

比爾德 Beard, George Miller

五畫

丙咪嗪 imipramine

加利波利斯 Gallipolis

加爾 Gall, Franz Joseph

加羅希 Grahi

包斯威爾 Boswell, James

卡姆斯 Kames

卡帕多奇亞 Cappadocia

卡麥 Calmeil, Louis

卡爾克瑟 Carkesse, James

卡爾鮑姆 Kahlbaum, Karl

古柏 Cowper, William

古提奧 Guiteau, Charles

史威夫特 Swift, Jonathan

史都華 Stewart

史普漢 Spurzheim, Johann Gaspar

史賓塞 Spencer, Herbert

尼布甲尼撒 Nebuchadnezzar

尼金斯基 Nijinsky, Vatslav

尼斯貝 Nisbet, John Ferguson

左拉 Zola, Emile

布呂克 Brücke, Ernst

布拉特 Plater, Felix

布洛伊爾 Breuer, Josef

布倫絲威克 Brunswick, Ruth Mack

布朗恩 Browne, William Alexander Francis

布朗爵士 Sir Thomas Browne

布萊克 Blake, William

布萊克默 Blackmore, Richard

布萊特 Bright, Timothie

布魯克蕭 Bruckshaw, Samuel

六畫

艾德　Eder, David
西芭莉　Cybele
西塞羅　Cicero

七畫

伯利恆醫院　Bethlem Hospital
《伯利恆醫院內幕》　*The Interior of Bethlehem Hospital*
伯貝克　Birkbeck
伯恩海姆　Bernheim, Hippolyte Marie
伯恩斯坦　Bernstein, Leonard
伯格霍茲里　Burghölzli
伯魯斯，喬治・曼　Burrows, George Man
但以理　Daniel
佛塔諾　Fontanon, Denis
克列頓，亞歷山大　Crichton, Alexander
克利　Klee, Paul
克勞瑟　Crowther, Bryan
克萊夫特艾賓　Krafft-Ebing, Richard von
克萊因　Klein, Melanie
克萊爾　Clare, John
克雷佩林　Kraepelin, Emil
克爾希納　Kirchner, Ernst
克魯特巴克　Clutterbuck
克羅爾　Kroll, Jerome
利物浦勳爵　Lord Liverpool
利耶鮑特　Liébeault, Ambroise-Auguste
利奧波德　Leopold, Peter
吩噻嗪　phenothiazine
坎貝爾　Campbell
坎普，瑪格麗　Kempe, Margery
《巫術的發現》　*Discovery of Witchcraft*
希波克拉底　Hippocrates
希爾　Hill, Robert Gardiner
希羅多德　Herodotus
庇特　Pitt
《抑鬱的專論》　*Treatise of the Spleen and Vapors*
《抑鬱的解剖》　*Anatomy of Melancholia*
李，納撒尼爾　Lee, Nathaniel

杜布菲　Dubuffet, Jean

杜瓦雷蒙　du Bois-Reymond, Emil

杜鄉　Duchenne, Guillaume

沃斯通克拉夫特　Wollstonecraft, Mary

沙朗通國立療養院　the National Asylum at Charenton

狄德羅　Diderot

貝拉吉　Baillarger, Jules

貝爾　Bayle, Antoine Laurent

八畫

亞陶　Artaud, Antonin

亞歷山大　Alexander, Franz Gabriel

佩皮斯　Pepys, Samuel

《刺胳針》　*Lancet*

姆納頓　M'Naghten, Daniel

姆納頓規則　the M'Naghten Rule

岡比西斯　Cambyses

帕金森　Parkinson, James

帕金森氏症　Parkinson's disease

帕斯卡　Pascal, Blaise

帕爾吉特　Pargeter, William

《性精神病態》　*Psychopathia Sexualis*

拉什，班哲明　Rush, Benjamin

拉岡　Lacan, Jacques

杭特　Hunter, Richard

林肯療養院　Lincoln Asylum

法利特　Falret, Jean-Pierre

《法篇》　*The Laws*

法蘭克福療養院　Frankford Asylum

法蘭德斯　Flemish

波哈夫　Boerhaave, Herman

波普　Pope, Alexander

波隆尼爾　Polonius

金斯利大廳　Kingsley Hall

金斯林　King's Lynn

阿什頓安德萊恩　Ashton-under-Lyne

阿納姆　Arnhem

阿茲海默　Alzheimer, Alois

阿斯克勒庇俄斯　Askl piós

阿萊泰烏斯　Aretaeus

阿瑞斯　Ares

阿賈克斯　Ajax

阿爾菲耶里　Alfieri

阿德勒　Adler, Alfred
阿諾德　Arnold, Thomas
阿戴爾　Adair, James Makittrick

九畫

南錫　Nancy
哈特利　Hartley
哈特福避靜院　Hartford Retreat
哈勒　Haller, Albrecht von
哈斯拉姆　Haslam, John
哈菲爾德　Hadfield, James
哈雷　Halle
哈維　Harvey, William
威利斯　Willis, Malpighi（第三章）
威利斯，法蘭西斯　Willis, Francis（第五章）
威利斯，湯瑪斯　Willis, Thomas（第二章）
《幽思者》 *Il Penseroso*
急性間歇性紫質症　acute intermittent porphyria
柏克　Burke, Edmund
柏頓　Burton, Robert
查特頓　Chatterton, Thomas
柯克西卡　Kokoschka, Oscar
柯頓　Cotton, Nathaniel
洛伊　Lowe, Louisa
派利西　Parish, Mary
《為沉默者發聲》 *A Plea for the Silent*
珀西瓦爾，史賓塞　Perceval, Spencer
珀西瓦爾，約翰　Perceval, John Thomas
皇家精神醫學會　Royal College of Psychiatrists
皇家醫學心理學學會　（Royal）Medico-Psychological Association
科倫　Galen
科諾利　Conolly, John
約克療養院　York Asylum
約克避靜院　York Retreat
美狄亞　Medea
美國精神病院醫師協會　the Association of Medical Superintendents of American Institutions for the Insane

十畫

《神聖醫學》 *Medica Sacra*
納皮爾 Napier, Richard
索福克勒斯 Sophocles
索蘭納斯 Soranus
馬丁，強納森 Martin, Jonathan
馬尼昂 Magnan, Valentin
馬修斯，詹姆斯 Matthews, James Tilley
馬羅 Marlowe, Kit
高夫曼 Goffman, Erving

十一畫

《偉大的異類》 *The Great Abnormals*
《動物生理學》 *Zoonomia*
《啟蒙》 *The Enlightenment*
國家精神衛生委員會 National Committee for Mental Hygiene
《國恥》 *The Shame of the States*
《基督教的合理性》 *The Reasonableness of Christianity*
寇尼哈其療養院 Colney Hatch Asylum
曼德維爾 Mandeville, Bernard
梅度納 Meduna, Ladislaus Joseph von
梅涅特 Meynert, Theodor
梅斯梅爾 Mesmer, Franz Anton
梅森，柏莎 Mason, Bertha
梅寧哲 Menninger, Karl
《清明期》 *Lucida Intervalla*
莫比烏斯 Möbius, Paul Julius
莫尼斯 Moniz, Egas
莫斯禮 Maudsley, Henry
莫斯禮醫院 Maudsley Hospital
莫羅 Moreau, Jacques-Joseph（Moreau de Tours）
連恩 Laing, Ronald David
陰蒂切除術 clitoridectomy
雪城大學 Syracuse University
麥卡爾平 Macalpine, Ida
麥克連醫院 McClean Hospital
麥特卡夫 Metcalf, Urbane

十二畫

傅傑納 Foudraine, Jan
傑米森 Jamison, Kay Redfield

十三畫

新聖盧克療養院　new St Luke's Asylum
楊，愛德華　Young, Edward
《歇斯底里症研究》　*Studies on Hysteria*
溫尼考特　Winnicott, Donald
煩寧　Valium
瑟吉斯　Sergius P.
瑟雷悌　Cerletti, Ugo
《群愚史詩》　*The Dunciad*
聖迪芙娜　St Dymphna
聖奧爾本斯　St Albans
腦白質切開術　leucotomy
《腦部疾病手冊》　*Manual of Brain Diseases*
葛利辛格　Griesinger, Wilhelm
葛拉夫，瑪莉　Glover, Mary
葛拉布街　Grub-Street
〈詩人是瘋狂的〉　Poets are Mad
詹姆斯，威廉　James, William
詹森，塞繆爾　Johnson, Samuel
賈奎斯　Jaques
路易斯　Lewis, Aubrey
達爾文，伊拉茲馬斯　Darwin, Erasmus
達德，理查德　Dadd, Richard
雷克威爾　Rakewell, Tom
雷奈克　Laennec
電痙攣療法　electroconvulsive therapy, ECT
圖克　Tuke, William
圖克，塞繆爾（圖克之孫）　Tuke, Samuel

十四畫

《墓畔哀歌》　*Elegy Written in a Country Churchyard*
〈對抗：奧伯龍與泰坦尼婭〉　*Contradiction: Oberon and Titania*
榮格　Jung, Carl
瘋人院法　Madhouse Act
《瘋人與中產階級：瘋狂與精神醫學的社會史》　*Madman and the Bourgeoisie: A Social History of Insanity and Psychiatry*

維耶爾　Weyer, Johannes
維斯法爾　Westphal, Carl Friedrich Otto
維爾森　Vieussens, Raymond
維薩里　Vesalius, Andreas
蒙彼利埃　Montpellier
蒙洛　Monro
蒙特羅斯皇家療養院　Montrose Royal Lunatic Asylum
《製造瘋狂》 *The Manufacture of Madness*
赫拉　Hera
赫柏頓　Heberden, William
赫斯洛普　Hyslop, Theodore
赫爾　Gheel
齊奧魯奇　Chiarugi, Vincenzo

十五畫

德伊琦　Deutsch, Albert
德萊頓　Dryden, John
德雷頓　Drayton, Michael
《慮病與歇斯底里的專論》 *Treatise of the Hypochondriack and Hysterick Diseases*
《憂鬱》 *The Spleen*
摩拉維亞　Moravia
摩根沙勒　Morgenthaler, Walter
撒烏爾　Saul
歐布華澤　Obholzer, Karin
歐里庇得斯　Euripides
衛斯理　John Wesley
《論天才》 *A Dissertation upon Genius*
《論身體與道德的退化》 *Treatise on Physical and Moral Degeneration*
《論原創性》 *Conjectures on Original Composition*
《論病因與病徵》 *On the Causes and Signs of Diseases*
〈論神聖疾病〉 On the Sacred Disease
《論瘋狂》 *Commentaries on Insanity*（第四章）
《論瘋狂》 *On Insanity*（第六章）
輝格式　Whiggish

十六畫

十七畫

十八畫

十九畫

羅斯 Roth, Martin

羅賓森 Robinson, Nicholas

邊沁 Bentham, Jeremy

龐德 Pound, Erza

騷塞 Southey, Robert

二十一畫

蘭姆 Lamb, Charles

蘭波 Rimbaud, Arthur

蘭開夏 Lancashire

蘭德 Landor, Walter Savage

延伸閱讀

近三十年來（編按：此處指的是一九七〇年代到本書成書的二〇〇二年），精神醫學史研究的專著與論文大量地出版。其中許多是以對檔案資料（例如醫院與機構的記錄）的深入研究為基礎。然而，無論是否明白表達其立場，許多研究存有先入為主的成見，並且好於爭辯。對於已經成形的精神醫學專業，（所謂的）支持者與（所謂的）反對者，在專著與專業期刊中進行激烈的（即使不是尖酸刻薄）的爭辯。本書只是簡史，不適合仔細探索這些立場。米凱（Mark Micale）與我編輯的《發現精神醫學史》（*Discovering the History of Psychiatry*, New York and Oxford: Oxford University Press, 1994），則有就一九九〇年代初期以前出版的資料提供詳盡的書目與史料學的評論文章。在那之後出版的著作，另可參見《精神醫學史》（*History of Psychiatry*）與《行為科學史期刊》（*Journal of the History of the Behavioral Sciences*）兩本期刊中的書評單元。為了簡明，在本書延伸閱讀的書目中，我將捨棄所有學術論文，而且幾乎只考慮英文著作。我也決定捨棄近年文學理論、女性與文化研究、身體史領域中運用佛洛伊德與拉岡理論來探索自我構成的大量文獻：這已超出本書的範圍。

CHAPTER 1 —— 引言 Introduction

Edward Shorter, *A History of Psychiatry. From the Era of the Asylum to the Age of Prozac*（New York: Wiley, 1997），這本是最好、最新且易讀的精神醫學史著作，但其中的歷史偏見顯而易見。

稍早的著作則有Franz G. Alexander and Sheldon T. Selesnick, *The History of Psychiatry: An Evaluation of Psychiatric Thought and Practice from Prehistoric Times to the Present*（London: George Allen & Unwin, 1967），這是一本精神分析取向的著作。

精簡版的則有E. H. Ackerknecht, *A Short History of Psychiatry*, 2nd edn,

trans. Sula Wolff（New York: Hafner, 1968），以及William F. Bynum, 'Psychiatry in Its Historical Context' in M. Shepherd and O. L. Zangwill（eds.）, *Handbook of Psychiatry*, vol. i : *General Psychopathology*（Cambridge: Cambridge University Press, 1983）, 11-38。

討論臨床精神醫學及其概念歷史的有G. E. Berrios, *History of Mental Symptoms*（Cambridge: Cambridge University Press, 1996），與German Berrios and Roy Porter（eds.）, *A History of Clinical Psychiatry. The Origin and History of Psychiatric Disorders*（London: Athlone, 1995）。

同時，許多選集提供原典的介紹，包括John Paul Brady（ed.）, *Classics of American Psychiatry: 1810-1934*（St Louis: Warren H. Green, Inc., 1975）; Charles E. Goshen, *Documentary History of Psychiatry: A Source Rook On Historical Principles*（London: Vision, 1967）; Richard Hunter and Ida Macalpine, *Three Hundred Years of Psychiatry: 1535-1860*（London: Oxford University Press, 1963）; Bert Kaplan, *The Inner World of Mental Illness*（New York: Harper & Row, 1964）。

有用的參考書則有John Howells（ed.）, *World History of Psychiatry*（New York: Bruner/Mazel, 1974）; John G. Howells and M. Livia Osborn, *A Reference Companion to the History of Abnormal Psychology*（Westport, Conn.: Greenwood Press, 1984）。

本章提到但未做出結論的精神疾病真實性問題，可以參見：Thomas S. Szasz, *The Manufacture of Madness*（New York: Dell, 1970; London: Paladin, 1972）; idem, *The Myth of Mental Illness: Foundations of a Theory of Personal Conduct*（rev. edn., New York: Harper & Row, 1974）; idem, *The Age of Madness: The History of Involuntary Mental Hospitalization Presented in Selected Texts*（London: Routledge & Kegan Paul, 1975）。也可參見Michel Foucault, *La Folie et la Déaison: Histoire de la folie à l'âge classique*（Paris: Librairie Plon, 1961；中文版《古典時代瘋狂史》，時報出版，二〇一六）；英

文節譯本則是*Madness and Civilization: A History of Insanity in the Age of Reason*, trans. Richard Howard（New York: Random House, 1965；中文版《瘋癲與文明》，桂冠出版，一九九二），其中對於理性與非理性共生的歷史做了最徹底的分析。

有關傅柯論點的批判性討論，可見Arthur Still and Irving Velody（eds.）, *Rewriting the History of Madness: Studies in Foucault's 'Histoire de la Folie'*（London and New York: Routledge, 1992）; Martin Roth and Jerome Kroll, *The Reality of Mental Illness*（Cambridge: Cambridge University Press, 1986）。依循傅柯論點的著作則有Klaus Doerner, *Bürger und Irre*（Frankfurt-am-Main: Europäische Verlaganstalt, 1969）English trans.: *Madmen and the Bourgeoisie: A Social History of Insanity and Psychiatry*（Oxford: Basil Blackwell, 1981）。

晚近從歷史面向探討精神疾病真實性、持續性與暫時性的作品則有Ian Hacking, *Mad Travellers: Reflections on the Reality of Transient Mental Illnesses*（London: Free Association Books, 1999）; Walter Vandereycken and Ron Van Deth, *From Fasting Saints to Anorexic Girls: The History of Self-Starvation*（London: Athlone Press, 1994）。

CHAPTER 2 —— 神與惡魔 Gods and Demons

關於古希臘文化中的瘋狂與眾神，可參考：Bennett Simon, *Mind and Madness in Ancient Greece: The Classical Roots of Modern Psychiatry*（Ithaca, NY: Cornell University Press, 1978）; Ruth Padel, *In and Out of the Mind: Greek Images of the Tragic Self*（Princeton: Princeton University Press, 1992）。有關中世紀的超自然與精神，參見：Penelope E. R. Doob, *Nebuchadnezzar's Children: Conventions of Madness in Middle English Literature*（New Haven and London: Yale University Press, 1974）; Basil Clarke, *Mental Disorder in Earlier Britain*（Cardiff: University of Wales Press, 1975）。討論現代早期脈

絡的著作尚可參考：Michael MacDonald, *Mystical Bedlam: Madness, Anxiety and Healing in Seventeenth-Century England*（Cambridge: Cambridge University Press, 1981）; idem, *Witchcraft and Hysteria in Elizabethan London: Edward Jorden and the Mary Glover Case*（London: Routledge, 1991）; H. C. Erik Midelfort, *A History of Madness in Sixteenth-Century Germany*（Stanford, Calif.: Stanford University Press, 2000）。

Gregory Zilboorg的 *The Medical Man and the Witch During the Renaissance*（Baltimore: Johns Hopkins University Press, 1935）論點尖銳，不過是本較為過時的作品。

有關對於惡魔論的理性批判，目前為止最好的歷史著作是Michael Heyd, *'Be Sober and Reasonable', The Critique of Enthusiasm in the Seventeenth and Early Eighteenth Centuries*（Leiden; New York; Koln: E. J. Brill, 1995）。

有關特勞瑟的故事，可以參考他的自傳：*The Life of the Reverend Mr. George Trosse*, 1714.（Montreal: McGill-Queen's University Press, 1974）。

CHAPTER 3 —— 理性化的瘋狂 Madness Rationalized

作為躁狂與抑鬱理論之基礎的體液學說傳統，其解釋可參見James N. Longrigg, *Greek Rational Medicine: Philosophy and Medicine from Alcmaeon to the Alexandrians*（London: Routledge, 1993）; E. D. Phillips, *Greek Medicine*（London: Thames & Hudson, 1973）; V. Nutton, 'Humoralism', in W. F. Bynum and Roy Porter（eds.）, *Companion Encyclopedia of the History of Medicine*（London: Routledge, 1993）, 281-91。有關古代對於瘋狂的概念，參見G. A. Roccatagliata, *A History of Ancient Psychiatry*（Westport, Conn.: Greenwood Press, 1986）。這些觀點後來的發展，可參見S. W. Jackson, *Melancholia and Depression: from Hippocratic Times to Modern Times*（New Haven: Yale University Press, 1986）。

有關伊斯蘭傳統，尚可參見Michael W. Dols, *Majnūn: The Madman in Medieval Islamic Society*（Oxford: Clarendon Press, 1992）。西方中世紀概念可參考Nancy G. Siraisi, *Medieval and Early Renaissance Medicine: An Introduction to Knowledge and Practice*（Chicago and London: Chicago University Press, 1990）。文藝復興時期思維可參見Andrew Wear, Roger French, and Iain Lonie（eds.）, *The Medical Renaissance of the Sixteenth Century*（Cambridge: Cambridge University Press, 1985）。

由季斯林（N. K. Kiessling）、佛克納（T. C. Faulkner）與布雷（R. L. Blair）編輯的《抑鬱的解剖》，是目前學術水準最佳的版本（Oxford: Oxford University Press, 1990）。有關柏頓的討論，另可參見L. Babb, *Sanity in Bedlam: A Study of Robert Burton 's Anatomy of Melancholy*（East Lansing, Mich.: Michigan State University Press, 1959）; Berger Evans, *The Psychiatry of Robert Burton*（New York: Octagon Books, 1972）。

有關十七世紀精神醫學思維的新轉折，參見T. Brown, 'Descartes, Dualism and Psychosomatic Medicine', in W. F. Bynum, Roy Porter, and M. Shepherd（eds.）, *The Anatomy of Madness*, vol. i（London: Tavistock, 1985）, 151-65。有關笛卡兒，參見R. B. Carter, *Descartes' Medical Philosophy: The Organic Solution to the Mind-Body Problem*（Baltimore: Johns Hopkins University Press, 1983）。有關霍布斯，參見Jeffrey Barnouw, 'Hobbes's Psychology of Thought: Endeavours, Purpose and Curiosity', *History of European Ideas*, x（1989）, 519-45。有關洛克，參見John W. Yolton, *John Locke and the Way of Ideas*（Oxford: Oxford University Press, 1956）。

CHAPTER 4 —— 愚人與愚行 Fools and Folly

有關瘋狂與烙印，可參見Erving Goffman, *Stigma: Notes on the Management of Spoiled Identity*（Harmondsworth: Penguin, 1970；中文版《汙名：管理受損身

分的筆記》，群學，二〇一〇）；Sander Gilman, *Difference and Pathology: Stereotypes of Sexuality, Race, and Madness*（Ithaca, NY, and London: Cornell University Press, 1985）; idem, *Disease and Representation: Images of Illness from Madness to AIDS*（Ithaca, NY: Cornell University Press, 1988）。有關瘋人的形象與瘋狂的藝術，參見Sander L. Gilman, *Seeing the Insane*（New York: Brunner, Mazel, 1982）; J. M. MacGregor, *The Discovery of the Art of the Insane*（Princeton: Princeton University Press, 1989）。

有關文學作品對於瘋狂的刻畫，參見L. Feder, *Madness in Literature*（Princeton: Princeton University Press, 1980）。針對現代早期，則有Robert S. Kinsman, 'Folly, Melancholy and Madness: A Study in Shifting Styles of Medical Analysis and Treatment, 1450-1675', in R. S. Kinsman（ed.）, *The Darker Vision of the Renaissance: Beyond the Fields of Reason*（Berkeley: University of California Press, 1974）, 273-320。Duncan Salkeld, *Madness and Drama in the Age of Shakespeare*（Manchester: Manchester University Press, 1993）也是一本具有啟發性的著作。愛戀的愚行是Jacques Ferrand, *A Treatise on Lovesickness*, trans., and ed. D. A. Beecher and M. Ciavolella（Syracuse, NY: Syracuse University Press, 1990）一書的主題；M. F Wack, *Lovesickness in the Middle Ages, The Viaticum and its Commentaries*（Philadelphia: University of Pennsylvania Press, 1990）也討論了相思病的問題。較晚期文學與瘋狂的接合，可參見Allan Ingram, *The Madhouse of Language: Writing and Reading Madness in the Eighteenth Century*（London/New York: Routledge, 1991）; Max Byrd, *Visits to Bedlam: Madness and Literature in the Eighteenth Century*（Columbia: University of South Carolina Press, 1974）; Michael V. DePorte, *Nightmares and Hobby Horses: Swift, Sterne, and Augustan Ideas of Madness*（San Marino, Calif.: Huntingdon Library, 1974）。

有關時髦疾病的問題，Sander L. Gilman, Helen King, Roy Porter, G. S.

Rousseau, and Elaine Showalter, *Hysteria Beyond Freud*（Berkeley, Los Angeles, and London: University of California Press, 1993）一書說明歇斯底里的基礎。切納的著作則被重印為 *The English Malady*; or, *A Treatise of Nervous Diseases of all Kinds, with the Author's Own Case*（London: G. Strahan, 1733; repr. edn., ed. Roy Porter, Routledge, 1991）。

G. Becker, *The Mad Genius Controversy: A Study in the Sociology of Deviance*（London and Beverly Hills: Sage, 1978）一書進一步討論有關瘋狂與天才的爭議。有關退化理論，參見Daniel Pick, *Faces of Degeneration: A European Disorder, c.1848-1918*（Cambridge: Cambridge University Press, 1989）; Tony James, *Dream, Creativity and Madness in Nineteenth-Century France*（Oxford: Clarendon Press, 1995）。至於今日社會對此問題的討論，參見Kay Redfield Jamison, *Touched with Fire: Manic-Depressive Illness and the Artistic Temperament*（New York: Free Press, 1993）; Oliver Sacks, *A Leg to Stand On*（London: Duckworth, 1984）; Louis A. Sass, *Madness and Modernism: Insanity in the Light of Modern Art, Literature and Thought*（New York: Basic Books, 1994）; George Pickering, *Creative Malady: Illness in the Lives and Minds of Charles Darwin, Florence Nightingale, Mary Baker Eddy, Sigmund Freud, Marcel Proust, and Elizabeth Barrett Browning*（London: George Allen & Unwin, 1974）。

過去幾個世紀來，女性逐漸成為精神醫學主要的對象，這部分的討論可參見Elaine Showalter, *The Female Malady: Women, Madness, and English Culture, 1830-1980*（New York: Pantheon Press, 1986）。法國的類似狀況，則可參考Yannick Ripa, *Women and Madness: The Incarceration of Women in Nineteenth-Century France*, trans. Catherine Menage（Cambridge: Polity Press in Association with Basil Blackwell, 1990）。

CHAPTER 5 —— 監禁瘋人 Locking up the Mad

有關機構化的問題，我另有一篇簡明但附有詳盡參考文獻的文章：'Madness and its Institutions', in Andrew Wear（ed.）, *Medicine in Society*（Cambridge: Cambridge University Press, 1992）, 277-301。對此問題的重要分析包括傅柯（見上文）與Andrew Scull, *Museums of Madness: The Social Organization of Insanity in Nineteenth-Century England*（London: Alien Lane, 1979），同書修訂後的版本是*The Most Solitary of Afflictions: Madness and Society in Britain, 1700-1900*（New Haven and London: Yale University Press, 1993）。有關美國的情形，可參見David Rothman, *The Discovery of the Asylum: Social Order and Disorder in the New Republic*（Boston: Little, Brown, 1971）; Gerald Grob, *The Mad Among Us: A History of the Care of America's Mentally Ill*（New York: Free Press, 1994）。法國的部分有Robert Castel, *L'Ordre psychiatrique : L'âge d'or de l'aliénisme*（Paris: Maspéro, 1973; Paris: Editions de Minuit, 1976）, English trans. W. D. Halls, *The Regulation of Madness: The Origins of Incarceration in France*（Berkeley: University of California Press; Cambridge: Polity Press, 1988）; Françoise and Robert Castel and Anne Lovell, *The Psychiatric Society*（New York: Columbia University Press, 1981 ）。

William Llewellyn Parry-Jones, *The Trade in Lunacy: A Study of Private Madhouses in England in the Eighteenth and Nineteenth Centuries*（London: Routledge & Kegan Paul, 1971）是對英國一個特有現象所做的開創性研究。Jonathan Andrews, Asa Briggs, Roy Porter, Penny Tucker, and Keir Waddington, *The History of Bethlem*（London: Routledge, 1997）以最古老的療養院為主題。Andrew Scull, Charlotte MacKenzie and Nicholas Hervey, *Masters of Bedlam: The Transformation of the Mad-Doctoring Trade*（Princeton: Princeton University Press, 1996）則是探討治療瘋人的醫生。

「道德療法」與「道德治療」是Anne Digby, *Madness, Morality and Medicine:*

A Study of the York Retreat, 1796-1914（Cambridge: Cambridge University Press, 1985）一書的核心。Ida Macalpine and Richard Hunter, *George III and the Mad Business*（London: Allen Lane, 1969）對喬治三世個案做了極為博學的分析。有關富人與窮人精神醫療機構的對比，尚可參見Charlotte MacKenzie, *Psychiatry for the Rich: A History of Ticehurst Private Asylum, 1792-1917*（London and New York: Routledge, 1993）; Richard Hunter and Ida Macalpine, *Psychiatry for the Poor: 1851 Colney Hatch Asylum. Friern Hospital 1973: A Medical and Social History*（London: Dawsons, 1974）。有關皮內爾「神話」的駁斥，參見Dora B. Weiner, '"Le Geste de Pinel": The History of a Psychiatric Myth', in Mark Micale and Roy Porter（eds.）, *Discovering the History of Psychiatry*（New York and Oxford: Oxford University Press, 1994）, 343-470。

對於機構化背後的複雜動力，今日許多具有啟發性的研究做了更細緻的說明，參見Peter Bartlett, *The Poor Law of Lunacy: the Administration of Pauper Lunatics in mid-Nineteenth-Century England*（London: Cassell Academic, 1999）; Peter Bartlett and David Wright（eds.）, *Outside the Walls of the Asylum: The History of Care in the Community 1750-2000*（London and New Brunswick, NJ: Athlone Press, 1999）; Leonard D. Smith, *Cure, Comfort and Safe Custody: Public Lunatic Asylums in Early Nineteenth-Century England*（London: Cassell, 1999）; Joseph Melling and Bill Forsythe（eds.）, *Insanity, Institutions and Society 1800-1914: A Social History of Madness in Comparative Perspective*（London: Routledge, 1999）。

從國際性的觀點來看機構化，參見Roy Porter and David Wright（eds.）, *The Confinement of the Insane in the Modern Era: International Perspectives*（Cambridge: Cambridge University Press, forthcoming；編按：該書於二〇〇三年出版，書名改為 *The Confinement of the Insane: International Perspectives, 1800–1965*）。

CHAPTER 6 —— 精神醫學的興起 The Rise of Psychiatry

有關英國精神醫學啟蒙導向的解釋，參見Roy Porter, *Mind Forg'd Manacles. A History of Madness in England from the Restoration to the Regency*（London: Athlone Press, 1987; paperback edn., Penguin, 1990）; Akihito Suzuki, 'Anti-Lockean Enlightenment?: Mind and Body in Early Eighteenth-Century English Medicine', in Roy Porter（ed.）, *Medicine in the Enlightenment*（Amsterdam: Rodopi, 1995）, 336-59。有關皮內爾、埃斯基羅爾以及由夏爾科承繼之傳統所扮演的角色，參見Jan Goldstein, *Console and Classify: The French Psychiatric Profession in the Nineteenth Century*（Cambridge: Cambridge University Press, 1987）。

奧圖・馬克斯（Otto Marx）有許多文章及著作耙梳十九世紀德國精神醫學：'German Romantic Psychiatry: Part 1', *History of Psychiatry*, i（1990）, 351-80; idem, 'German Romantic Psychiatry: Part 2', *History of Psychiatry*, ii（1991）, 1-26; idem, 'Nineteenth Century Medical Psychology: Theoretical Problems in the Work of Griesinger, Meynert, and Wernicke', *Isis*, 61（1970）, 355-70; idem, 'Wilhelm Griesinger and the History of Psychiatry: A Reassessment', *Bulletin of the History of Medicine*, 46（1972）, 519-44。關於「神經衰弱」尚可參見Janet Oppenheim, *'Shattered Nerves': Doctors, Patients and Depression in Victorian England*（Oxford: Oxford University Press, 1991）; Marijke Gijswijt-Hofstra and Roy Porter（eds.）, *Cultures of Neurasthenia: From Beard to the First World War*（Amsterdam: Rodopi, 2001）。

有關司法精神醫學，最具啟發性的著作包括：Roger Smith, *Trial by Medicine: Insanity and Responsibility in Victorian Trials*（Edinburgh: Edinburgh University Press, 1981）; Joel Peter Eigen, *Witnessing Insanity: Madness and Mad-Doctors in the English Court*（New Haven: Yale University Press, 1995）。此外，還有一本涵蓋甚廣但有些錯誤

的著作：Daniel N. Robinson, *Wild Beasts and Idle Humours: The Insanity Defense from Antiquity to the Present*（Cambridge, Mass.: Harvard University Press, 1998）。

有關十九世紀英國精神醫學原典的摘錄，可參見Vieda Skultans, *Madness and Morals: Ideas on Insanity in the Nineteenth Century*（London and Boston: Routledge & Kegan Paul, 1975）。

CHAPTER 7 —— 瘋人的抗議 The Mad

「瘋人」自傳的選集與研究，參見Dale Peterson（ed.）, *A Mad People's History of Madness*（Pittsburgh: University of Pittsburgh Press, 1982）; Michael Glenn（ed.）, *Voices from the Asylum*（New York: Harper & Row, 1974）; Allan Ingram, *Voices of Madness, Four Pamphlets, 1683-1796*（Stroud: Sutton Publishing, 1997）; Roy Porter（ed.）, *The Faber Books of Madness*（London: Faber, 1991; paperback 1993）。Roy Porter, *A Social History of Madness: Stories of the Insane*（London: Weidenfeld & Nicolson, 1987）一書則試圖重現瘋人的「觀點」。

有關瑪格麗・坎普，可參見*The Book of Margery Kempe*（Harmondsworth: Penguin, 1985）。若試圖從其時代宗教信仰的背景理解坎普的研究則可參考P. R. Freeman et al, 'Margery Kempe, a New Theory: the Inadequacy of Hysteria and Postpartum Psychosis as Diagnostic Categories', *History of Psychiatry*, i（1990）, 169-90。有關珀西瓦爾，參見J. T. Perceval, *A Narrative of the Treatment Experienced by a Gentleman, During a State of Mental Derangement*（London: Effingham Wilson, 1838）。有關比爾斯，參見Clifford Beers, *A Mind That Found Itself : An Autobiography*（Pittsburgh: University of Pittsburgh Press, 1981）；也可參見Norman Dain, *Clifford W. Beers: Advocate for the Insane*（Pittsburgh: University of Pittsburgh Press, 1980）有關馬修斯，參見John

Haslam, *Illustrations of Madness*（London: Rivingtons, printed by G. Hayden, 1810）; ed. Roy Porter（London: Routledge, 1988）。

CHAPTER 8 —— 精神分析的世紀？The Century of Psychoanalysis?

有關克雷佩林及其傳統，可參見German Berrios and Renate Hauser, 'Kraepelin', in German E. Berrios and Roy Porter（eds.）, *A History of Clinical Psychiatry: The Origin and History of Psychiatric Disorders*（London: Athlone, 1995）, 280-91; E. Engstrom, 'Institutional Aspects in the Development of Emil Kraepelin's Nosology', in ibid. 292-301。相關著作還包括G. E. Berrios and H. L. Freeman（eds.）, *Alzheimer and the Dementias*（London: Royal Society of Medicine Services Limited, 1992）。有關納粹精神醫學，參見Geoffrey Cocks, *Psychotherapy in the Third Reich: The Göring Institute*（New York: Oxford University Press, 1985）。

現今佛洛伊德研究範圍甚廣且錯綜複雜，難以整理摘要。抱持支持立場的傳記中，最好的仍是彼得・蓋伊（Peter Gay）的*Freud: A Life for Our Time*（London: Dent, 1988）。而最質疑佛洛伊德大師地位的是Jeffrey M. Masson, *The Assault on Truth: Freud's Suppression of the Seduction Theory*（New York: Farrar, Straus & Giroux, 1984）。約翰・福雷斯特（John Forrester）在一篇文章中仔細討論了某些探討佛洛伊德的方式，John Forrester, '"A Whole Climate of Opinion": Rewriting the History of Psychoanalysis', in Mark Micale and Roy Porter（eds.）, *Discovering the History of Psychiatry*（New York and Oxford: Oxford University Press, 1994）, 174-90。福雷斯特還在*Dispatches from the Freud Wars: Psychoanalysis and its Passions*（Cambridge, Mass.: Harvard University Press, 1997）一書中評估現代佛洛伊德學派爭議。Henri F. Ellenberger, *The Discovery of the Unconscious: The History and Evolution of Dynamic Psychiatry*（New York:

Basic Books, 1970；中文版《發現無意識》（四冊），遠流，二〇〇三）一書則非常出色地處理無意識這一更為廣泛的問題。而理解佛洛伊德的某些必要背景，可參考Mark Micale, *Approaching Hysteria: Disease and its Interpretations*（Princeton: Princeton University Press, 1994）。有關精神分析運動，可參見Joseph Schwartz, *Cassandra's Daughter: A History of Psychoanalysis in Europe and America*（London: Allen Lane, 1999；中文版《卡桑德拉的女兒：歐美精神分析發展史》，究竟，二〇〇一）。有關榮格，參見John Kerr, *A Most Dangerous Method: The Story of Jung, Freud, and Sabina Spielrein*（London: Sinclair Stevenson, 1993；中文版《危險療程：心理學大師榮格、佛洛伊德，與她的故事》，商周，二〇一三）; Frank McLynn, *Carl Gustav Jung*（London: Bantam Press, 1996）。

有關二十世紀精神醫學的治療方式，則可參見Elliot S. Valenstein, *Great and Desperate Cures: The Rise and Decline of Psychosurgery and Other Radical Treatments for Mental Illness*（New York: Basic Books, 1986）; Jack Pressman, *Last Resort: Psychosurgery and the Limits of Medicine*（Cambridge: Cambridge University Press, 1998）。

有關對療養院的抨擊，參見Andrew Scull, *Decarceration: Community Treatment and the Deviant—A Radical View*, 2nd edn.（Oxford: Polity Press; New Brunswick, NJ: Rutgers University Press, 1984）; Peter Barham, *From the Mental Patient to the Person*（London: Routledge, 1991）; idem, *Closing the Asylum: The Mental Patient in Modern Society*（Harmondsworth: Penguin Books, 1992）。

有關英國精神醫學史的各個層面，參見German Berrios and Hugh Freeman（eds.）, *150 Years of British Psychiatry, 1841-1991*（London: Gaskell, 1991）; Hugh Freeman and German Berrios（eds.）, *150 Years of British Psychiatry, vol. ii: The Aftermath*（London and Atlantic Highlands, NJ: Athlone, 1996）。

有關彈震症，以及由此衍生無所不在的「創傷理論」，現今已有大量的文獻，參見Edward M. Brown, 'Creating Traumatic Emotional Disorders Before and During World War I', in German Berrios and Roy Porter（eds.）, *A History of Clinical Psychiatry: The Origin and History of Psychiatric Disorders*（London: Athlone, 1995）, 501-8; Harold Merskey, 'Shell Shock', in German Berrios and Hugh Freeman（eds.）, *150 Years of British Psychiatry, 1841-1991*（London: Gaskell, 1991）, 245-67; Ben Shepherd, *A War of Nerves: Soldiers and Psychiatrists 1914-1994*（London: Cape, 2001）; Mark Micale and Paul Lerner（eds.）, *Traumatic Pasts: History, Psychiatry and Trauma in the Modern Age, 1870-1930*（Cambridge: Cambridge University Press, 2001）。有關憂鬱症及其他相關狀態，參見Edward Shorter, *From Paralysis to Fatigue. A History of Psychosomatic Illness in the Modern Era*（New York: Free Press, 1992）; idem, *From the Mind into the Body: The Cultural Origins of Psychosomatic Symptoms*（New York: Free Press, 1994）; Andrew Solomon, *The Noonday Demon: An Atlas of Depression*（London: Chatto & Windus, 2001；中文版《正午惡魔》，原水，二〇〇四）。

有關精神藥理學革命，參見David Healy, *The Antidepressant Era*（Cambridge, Mass.: Harvard University Press, 1997）; Peter D. Kramer, *Listening to Prozac*（London: Fourth Estate, 1994）。有關薩根特的預言，可參見*The Unquiet Mind. The Autobiography of a Physician in Psychological Medicine*（London: Heinemann, 1967）。

有關《精神疾病診斷與統計手冊》的有趣故事，可參見H. Kutchins and S. A. Kirk, *Making Us Crazy: DSM: The Psychiatric Bible and the Creation of Mental Disorders*（New York: Free Press, 1997）。

左岸｜科學人文267

瘋狂簡史（新版）

Madness: a Brief History

誰定義了瘋狂？

作　　者　羅伊・波特（Roy Porter）
譯　　者　巫毓荃

總 編 輯　黃秀如
責任編輯　孫德齡
企畫行銷　蔡竣宇
封面設計　盧卡斯工作室
電腦排版　宸遠彩藝

社　　長　郭重興
發行人暨出版總監　曾大福
出　　版　左岸文化
發　　行　遠足文化事業股份有限公司
　　　　　23141新北市新店區民權路108-2號9樓
電　　話　02-2218-1417
傳　　真　02-2218-8057
客服專線　0800-221-029
E-Mail　rivegauche2002@gmail.com.tw
左岸臉書　https://www.facebook.com/RiveGauchePublishingHouse/
團購專線　讀書共和國業務部　02-2218-1417分機1124、1135

法律顧問　華洋法律事務所　蘇文生律師
印　　刷　成陽印刷股份有限公司
二　　版　2018年2月
二版二刷　2021年8月
定　　價　350元
I S B N　978-986-5727-66-6

國家圖書館出版品預行編目資料

瘋狂簡史（新版）：誰定義了瘋狂？/ 羅伊・波特（Roy Porter）著；巫毓荃譯. -- 二版. -- 新北市：左岸文化出版、遠足文化發行, 2018.02

14.8×21公分. --（左岸科學人文，267）

譯自 : Madness: a Brief History

ISBN 978-986-5727-66-6（平裝）

1. 精神醫學　　2.歷史

415.9509　　106023110